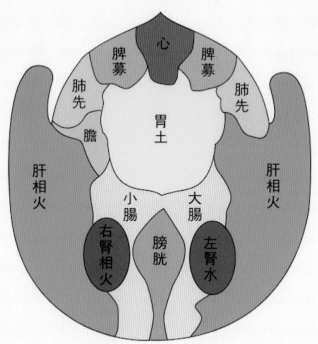

心
脾募　　　　　　脾募
肺先　　　　　　　　肺先
膽　　　胃土
肝相火　　　　　　　　　肝相火
小腸　　大腸
右腎相火　膀胱　左腎水

"배꼽 주변 배치도"
(스기야마식 장부도)

등　　　　　　　배

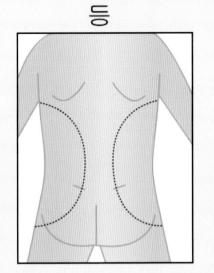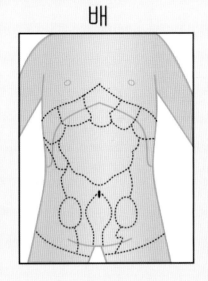

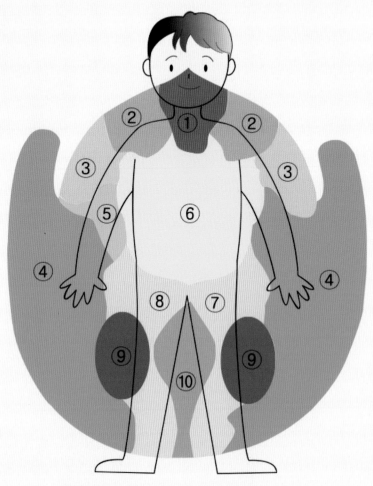

배꼽주변 부위와 인체 부위의 관계

①心…머리·얼굴·목
②脾…어깨
③肺…팔
④肝 ⎫
⑤膽 ⎭ 팔·허리· 무릎·다리

⑥胃 ⎫
⑦大腸 ⎬ 몸통·내장
⑧小腸 ⎭
⑨腎 ⎫
⑩膀胱 ⎭ 허리·무릎 ·다리

배꼽 안복법

1판 1쇄 인쇄 2010년 09월 02일
1판 1쇄 발행 2010년 09월 07일

지은이_스기야마 타이끼
번 역_박동섭, 최봉걸, 조상원, 마스부치 게이이치
펴낸이_임종관
펴낸곳_미래북
신고번호_제302-2003-000326호

주 소_서울특별시 용산구 효창동 5-421호
전 화_02-738-1227
팩 스_02-738-1228
이메일_miraebook@hotmail.com

ISBN 978-89-92289-30-6   03510

* 잘못된 책은 본사나 서점에서 바꾸어 드립니다.
* 본사의 허락없이 임의로 내용의 일부를 인용하거나 전재, 복사하는 행위를 금합니다.
* 저자와 협의하여 인지는 생략합니다.
* 책값은 뒤표지에 있습니다.

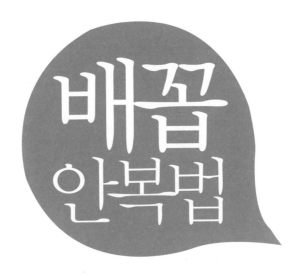

배꼽 안복법

● 스기야마 타이끼 지음

박동섭 외 3인 옮김

미래북
miraebook

만병의 근원, 배를 치료하여 건강을

어느 날 유방암 수술을 했다는 40대 여성이 우리 치료원을 찾아왔다. 수술 후에 심한 통증이 계속 이어져 너무 고통스러워 자다가 몸을 뒤척이기도 힘겨울 정도였다고 한다. 그날도 남편의 부추김을 받아 지팡이를 짚고 겨우 찾아왔는데, 알고 보니 암세포가 뼈까지 전이돼 있었다.

환자의 배를 만져보니 배꼽 위쪽 부분에 마치 나무 판이라도 들어 있는 듯 딱딱해져 있었다. 내가 바로 배에 침 시술을 했더니 그렇게도 딱딱하던 배가 순식간에 부드러워져 가는 것을 볼 수 있었다. 본인도 통증이 완화되면서 편안해졌다고 했다. 여전히 지팡이는 필요했지만 환자는 왔을 때와는 달리 몰라보게 생기가 넘치는 표정으로 돌아갔다. 그로부터 네 번의 치료를 통해 통증은 거의 사라졌고, 지금은 지팡이 없이도 보행이 가능해졌다.

우리 치료원에는 이와 같은 체험을 하는 분들이 놀라울 정도로 많다. 보통 침술 하면 머리끝에서부터 발끝까지 시술의 대상이 되어 침을 수십 개씩 놓기도 하는데, 우리 치료원에서는 몸 중에서도 특히 '배'를 치료한다. 그리고 침은 많이 사용하지 않는다. 지금까지 우리 치료원에서 침 시술을 받아본 분들은 침을 몇 개밖에 쓰지 않는 데 대해 매우 놀란다.

우리 치료원에서 주로 배를 치료하는 것은 모든 병의 근원이 '배' 주위에 있기 때문이다. 모든 병은 발바닥 주위에 나타난다거나 후두골 주변에 나타난다는 이야기를 들어본 적이 있을지 모르지만, 실은 배 주변이야말로 모든 병의 근본 뿌리가 숨겨져 있는 곳이다.

몸의 이상이 심할수록 배가 딱딱해져 응어리가 지는데, 그것을 풀어줌으로써 병의 뿌리가 제거되고 증상은 기분 좋게 개선된다. 나는 이것을 치료현장에서 수없이 목격해왔다.

여러분들도 시험적으로 배의 여기저기를 만져보고 딱딱한 부분이나 응어리가 있는 부분이 없는지 확인해보기 바란다. 뱃살이 실룩거린다면 양손으로 뱃살을 움켜 쥐고 속에 딱딱한 것이 숨어 있는지 찾아보라. 만약 딱딱한 것이 만져진다면 그 자리에 병의 뿌리가 숨겨져 있는 것이다.

나는 침구사이기 때문에 침을 써서 그 딱딱한 응어리 부위를 치료하는 것이지만 이 책에서 소개하는 '배꼽안복법'이나 '배꼽안복체조'를 이용한다면 누구나 배를 부드럽게 만들 수 있다. '안복'이란 말은 '배를 안마한다'는 뜻으로 배를 주무르거나 문지르는 것을 말한다.

침구치료사가 되었을 때 내가 가장 먼저 생각했던 것은 이 세상에서 병으로 고통받는 사람들에게서 그 고통을 덜어주고 싶다는 것이었다. 그러기 위해서는 누구나 스스로 자신의 몸을 치료할 수 있는 효과적인 방법을 찾는 일이었다.

그 답을 15년 이상 찾아 헤매는 사이에 나 자신도 생사의 기로에 서게 되는 병을 앓기도 했다. 그런데 그와 같은 고통을 통해 도달할 수 있었던 결론은 건강의 기본은 배를 보살피는 일이라는 것이었다. 그리고 배를 보살피기 위해 누구나 쉽게 할 수 있는 효과적인 방법으로 고안해 낸 것이 바로 '배꼽안복법'과 '배꼽안복체조'이다.

암의 치료는 결코 쉬운 일은 아니지만, 우리 치료원의 치료를 통해 말기암의 진행이 멈춰졌다는 환자도 적지 않다. 그 밖에도 여러 증상들이 회복되어가는 것을 목격하고 있다.

이 치료법에서 가장 중요한 것은 배의 딱딱한 부위, 응어리를 제거하는 일이다. 그리고 그러기 위한 '배꼽안복법'에 관해서는 본문을 읽다 보면 누구나 곧 바로 실천할 수 있다.

또 배를 효과적으로 자극하기 위한 체조가 '배꼽안복체조'인데, 이것은 간단한 네 가지 동작을 조합시킨 것이다. 한번에 1~2분이면 할 수 있기 때문에 누구나 쉽게 시작할 수 있다.

체조법은 2장의 마지막 부분에 그림으로 알기 쉽게 설명되어 있다. 지금 바로 시작해보라. 매일 계속 실천한다면 조금씩 배가 부드러워지면서 건강상태가 변화되어 가는 것을 느낄 수 있을 것이다. 참된 건강을 위해서 당신의 문을 열기 바란다.

2010년 7월

'배꼽 안복법'의 많은 보급을 기원합니다

스기야마 선생은 내가 20년 동안 친교를 맺어 온 선배이며, 친구이다. 이번에 출간한 책의 원고를 읽어보고 임상의臨床醫인 나로서도 감탄하지 않을 수 없었다. 하여 나의 진료 자세를 진지하게 반성하게 되었고, 의도醫道의 원점으로서의 '손을 대는 요법과 치료'에 대해 새삼스럽게 재인식하게 되었다.

일본의 독자적인 침도술은 일찍이 침도계鍼道界의 거성, 미소노무분사이御園夢分齊에 의해 완성되었다. 그것이 바로 지금 스기야마 선생으로 이어져 '배꼽안복법'으로 소개되었고, 그 덕분에 우리 일반인들도 스스로 쉽게 치료할 수 있게 되어 자기 자신과 가족의 건강을 지킬 수 있게 되었다.

이번에 스기야마 선생이 창안한 '배꼽안복법'의 효과는 참으로 놀랄 만하다. 그의 연구와 임상실험에 의하면 일반적인 병은 물론

이고, 말기암 환자도 그 진행이 멈춰졌다고 하니 이는 모든 의술인
들이 주목해야 할 만큼 획기적인 치료법이 아닐 수 없다.

더구나 그 시술 방법이 쉬워서 누구나 큰 어려움 없이 익혀 활
용할 수 있다하니 더욱 그러하다.

그의 이러한 공로에 감히 치하의 말씀을 드리며, 모쪼록 이 '배
꼽 안복법'이 널리 보급되어 많은 사람들이 고통에서 해방되기를
간절히 기원한다.

—기타자토대학 의학부 강사

미야자키 코오지

Contents

3장

증상과 타입에 따라 응용

6장

자기치유의 길(수기)

6장

'쁘띠건경법'으로 더욱 건강한 몸을!

1장
배 부위에 만병의 원인이 있다

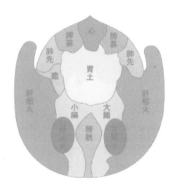

스스로 자기의 병을 고치는
치료법의 탐구

치료원을 개원해서 17년, 셀 수 없을 만큼 많은 치료를 담당해 왔다. 무엇보다 눈앞의 환자가 안고 있는 고통을 완화시키거나 제거하는데 도움을 주려고 전념해왔다. 그런 과정 속에서 내가 항상 목표로 삼아왔던 것은 모든 사람들이 '스스로 자기의 병을 고치기 위해서는 어떻게 해야 되는가?' 하는 것이었다. 우리 치료원에는 헤어날 수 없는 고통과 치료될 가능성이 희박하다는 불안감을 안고 찾아오는 분들이 많다. 현대 의료는 치료원을 다니면서 수술이나 약의 힘으로 치료하는 길을 지향해왔다. 그러나 최신 의료를 이용한다 해도 모든 것이 해결되는 것은 아니다. 무엇보다 자신의 병을 스스로 고치려는 적극적인 의지력이 없이는 어떠한 병도 근본적으로는 개선되지 않는다. 자신의 병을 스스로 고치겠다는 의지력을 가지려면 동시에 누구나 스스로 할 수 있는 치료법이 필요하다. 그리고 그것은 특수한 기술을 습득하지 않아도 바로 활용할 수 있는 것이어야 한다. 그런데 그것을 찾아내는 일은 나에게는 너무나 어려운 과제였다.

감사하게도 치료의 실적을 쌓아감에 따라 침구사로서 점점 높이 평가 받게 되었지만, 반대로 그에 따라 찾아오는 환자분들이 안고 오는 병의 종류도 점점 많아져 갔다. 특히 2000년도를 맞이한 때쯤부터는 암환자가 많이 찾아왔다. 오늘날 암은 많은 나라에서 사망원인 1위를 차지하고 있는 병이며, 서양의학이 진보한 현대에도 좀처럼 고치기 힘든 난치병중의 하나이다. 암 때문에 고통을 호소하는 환자들의 아픔을 어떻게 해서든 완화시켜 보려는 일념으로, 1년 365일 아침부터 밤늦게까지 찾아오는 환자들을 치료해왔다.

치료원에서는 같은 방을 쓴 암환자들끼리는 암이라는 병의 심각성 때문에 동병상련의 끈끈한 연대감을 갖게 된다. 그래서 상대방의 병의 상태나 진행에 대해서도 잘 알게 된다. 그런 사람들 중한 사람이 우리 치료원을 찾아 온 이야기를 하게 되면 '그럼 나도 가보자'며 다른 환자들도 찾아오게 된다. 그 당시에는 매일 아침 9시부터 밤 11시까지 계속 치료를 해야만 되는 상황이어서 밤늦게야 목욕을 한 후 식사를 하고 잠이 드는 일도 허다했다.

격렬하게 심장이 뛰고
현기증, 손발 떨림이 심하여 병원으로

그런데 그와 같은 생활이 수년 이어지던 어느 날, 오히려 내 자신이 쓰러지게 되었다. 일어서려고 하면 갑자기 현기증이 오고 심장이 뛰어서 의식을 잃어버릴 뻔했다. 쉬고 있어도 심장이 두근거리고 터질 것만 같은데다 손발이 심하게 떨려 서있기조차 힘들 정도였다. 내가 치료사이면서 부끄럽게도 어떻게 할 수 없는 상황이 되자, 병원에 실려가 응급처지를 받는 신세가 되었다. 그리고 나서 정밀검사를 받았지만 원인도 모르고 병명도 알지 못했다. 결국 수액 영양제를 맞고 비타민제와 수면제를 처방 받은 채 돌아와야만 했다.

그 후에도 나의 증상은 전혀 개선되지 않았고, 다른 병원 3군데

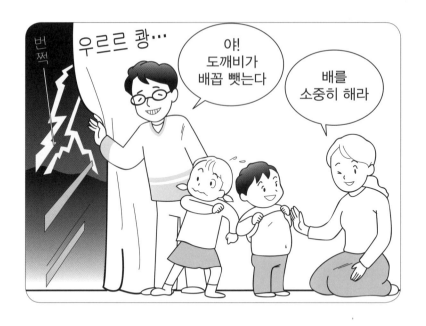

에서 정밀 검사를 받아 봤지만 어느 병원도 원인과 병명을 알아내
지 못했다. 이 상황에서는 치료사인 나도 불안하고 초조해졌다.
심장이 갑자기 두근거리고 답답해지며 손발까지 떨리니 많이 괴
로웠다. 병을 치료하는 것이 나의 일인데 치료 중에 급사라도 하
게 된다면 이 이상의 불명예가 어디 있겠는가?

　어떻게 해서든 이 상태를 극복해야 되겠다고 생각해 그 후에도
여기저기 병원이나 의원을 찾아 다니며 생각나는 대로 여러 가지
치료법을 써봤다. 그러나 증상은 전혀 좋아지지 않았다. 그리고
심하게 심장이 뛰고 현기증이 나는 증상들은 원인도 알지 못한 채

계속 이어졌고, 손발이 떨리는 증상은 점점 심해지기만 하고 갑자기 발작증세처럼 상태가 악화되어 쓰러질 때도 있었다.

식사도 제대로 못하고 밤에 잠도 제대로 못 자서 몸무게는 10kg 가까이 빠지고 몸은 야위어 초라해져 가기만 했다. 몸부림치는 내 모습은 그것을 지켜보는 집사람에게도 눈물이 날 만큼의 고통을 안겨주었다.

그와 같은 상태가 반년간이나 계속되던 어느 날의 일이었다. 후들거리며 가까스로 일어 나려고 할때 갑자기 배에 이상이 있다는 것을 알았다. 머리를 들고 배를 보니 명치에서 배꼽 주변에 이르는 부위가 비정상적으로 딱딱하게 부풀어 올라 있었다. 마치 폭 5cm정도의 나무판이 휜 상태로 들어가 있는 것 같았다. 여태까지 수많은 환자들의 배를 보아 왔지만 이렇게 심한 응어리는 보지 못했다. 바로 그때, 먼 옛날 부모님으로부터 들었던 말들이 번개처럼 생각났다.

"배가 소중하다, 어쨌튼 배를 소중히 해라. 배를 차갑게 해서는 안 된다."

"천둥이 칠때 배꼽을 빼앗긴다."

"건강을 지키려거든 배꼽을 두드려라."

이 말들은 내가 자주 들었던 말들이다. 한마디로 나는 건강을 지키기 위해서는 배를 소중히 하라는 말을 자주 듣고 자랐던 것이다. 드디어 이 말 속에 내가 찾고 있던 '스스로 병을 고치는 치료법'

의 비밀이 숨겨져 있었던 것이다.

　옛날에는 몸에 아픈 곳이나 고통스러운 부분이 있으면 환부에 손을 얹어서 증상을 완화시키거나 치료해왔다. 이때 손을 가장 빈번하게 얹었던 자리가 바로 배였다. 왜 배였는가 하면 복통이 잦아서가 아니라, 배야말로 중요한 자리라는 것을 옛사람들은 체험적으로 알고 있었기 때문이라고 생각한다.

큰 발견! 배의 주름 주위에
몸의 이상이 전부 나타난다

내가 목표로 해왔던 자기의 병을 스스로 고치는 치료법'은 무엇보다도 누구나 쉽게 할 수 있는 것이어야 했다. 침술에서는 손으로 몸의 표피를 집어서 통증이 느껴지는 자리를 '압통점'이라고 한다. 이 압통점은 주로 염증성의 병변과 관련되는 자리에 나타나는데, 예를 들어 급성충수염이면 우측 하복부, 위궤양이면 명치 등에 나타난다. 이와 같이 압통점을 정확하게 찾을 수 있다면 뛰어난 치료사라고 할 수 있는데, 나의 경험에 의하면 몸의 여기저기를 누를 때, 누르는 방법에 따라서 압통점이 아니어도 아프게 느낄 수 있다. 그래서 전문가라도 어느정도 숙련되지 않으면 정확한 압통점을 찾기란 어려운 일이다. 그래서 나는 어디까지나 '병의 반응이

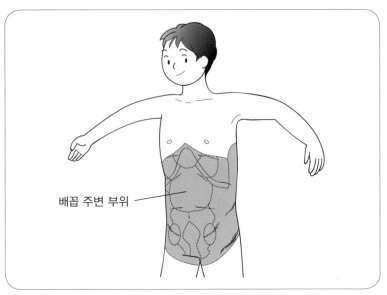

배꼽 주변 부위

그림 1 | 복부주름에 나타나는 반응점을 제거한다

나타난다'는 뜻으로 압통점을 '반응점' 이라고 부르고 있다.

누구나가 간단하게 반응점을 찾아내는 방법은 없을까? 그 답을 찾고 있었을 때, 나는 문득 배의 주름에 착안하게 되었다. 이것은 하늘의 계시라고 밖에 하지 않을 수 없다. 보통 주름이라고 하면 피부의 표면이 늘어지거나 줄어들어서 생긴다고 생각해왔다. 그러나 배에 나타난 그 주름이야말로 병의 뿌리인 반응점의 존재 위치를 나타내는 지도이기도 한 것이다. 배의 주름은 누구나 즉시 분별할 수 있고, 그 주름 위를 손가락으로 만지면서 자극해가면 반드시 반응점을 찾을 수 있다. 그리고 나서 본서에서 소개하는 '안복법'이라고 하는 간단한 마사지법으로 문질러 주기만 하면 되는 것이다.

생사의 기로까지 몰렸었던 나는 이것 밖에는 없다는 생각으로 자신의 몸을 통해 이 발견이 진실인지 아닌지 시험해보았다. 그러고 보니 그때까지 3~4년 간 여러가지 방법을 시험해 봐도 개선의 기미조차 보이지 않았던 증상들이 나날이 좋아지기 시작했다. 그에 따라 몸무게도 원상태로 돌아오고, 감사하게도 병으로 쓰러지기 전보다도 더 건강 상태가 좋아졌다. 나 자신의 건강에 자신감을 찾은 나는 다시 정열적으로 치료를 할 수 있게 되었다. 그리고 배의 주름살 위에 있는 반응점을 안복법으로 제거하는 치료를 환자들에게도 응용해서 시술했다. 결과는 기대했던 이상이었다. 내 몸을 통해서 얻은 치료결과는 환자들에게서도 확인되었고, 여태까지는 없었던 현저한 개선효과가 나타나게 되었다.

예전부터 치료해온 어깨 결림, 요통은 물론 디스크 등 뼈의 이상에서 오는 통증, 심장병이나 위장장애 등 내장의 이상, 아토피, 천식, 류머티즘 등의 자기면역질환, 우울증, 자율신경실조증 등 여러 정신장애에도 큰 효과가 있다는 것을 알게 되었다. 그 밖에도 특히 내가 주목하게 된것은 원인불명의 기이한 병에 대한 효과였다. 더욱이 암의 통증을 완화시키는 데 큰 효과가 있었다. 암은 말기가 될수록 통증의 부담이 커지게 되지만, 진통제만으로는 부작용도 있어서 쉽게 사용하지 못하는 경우가 많다. 그런데 안복법은 부작용의 염려도 없을 뿐만 아니라, 아주 현저하게 통증을 완화시켜주기 때문에 환자들이 모두 기뻐했다. 더구나 이 치료법의 가장 뛰어난 점은 내가 그토록 찾아왔던 '스스로 자기의 병을 고치는 치료법'으로써 누구나 쉽게 실천할 수 있다는 것이다.

배의 반응점을 자극하면
배꼽의 응어리도 풀린다

    침구사들이 치료를 할 때 가장 주의하는 점이 배꼽주위의 응어리이다. 나 자신도 내 배의 비정상적인 응어리를 발견했다고 했지만, 배꼽은 태중에서 태아가 성장하기 위한 생명줄의 역할을 했다. 태어난 후에는 특별한 역할이 없어 보이는 것이 배꼽이지만, 그 주변의 응어리는 배의 주름위에 있는 반응점과 밀접한 관계가 있는 것이다.

    그 증거로 배의 반응점을 안복법으로 자극하면 배꼽주변의 응어리도 풀어지게 된다. 반응점은 사람에 따라 틀리지만 만지면 위압감이나 통증을 느끼게 되고, 딱딱한 근육과 같은 것이 있다.

    여기서 배의 중심에 있는 배꼽에 대해서 조금 더 언급해보고자 한다. 배의 정 중앙에서 존재감을 자랑하는 배꼽… 그렇지만 누구나 특별히 의식하지는 않는다. 살아가는 데 어떤 역할을 하는지도 잘 모른다. 그냥 아주 소중한 것이란 이미지는 막연히 가지고 있기는 하다. 그러나 정자와 난자가 결합해서 어머니의 태중에서 최초에 만들어지는 것이 탯줄이다. 탯줄을 통해서 모든 영양소를 섭취하고 세포분열을 반복하면서 내장이나 신경을 비롯한 몸 전체가 만들어져서 인간으로서의 형태가 만들어져 간다. 그러므로 태중에 있을때, 탯줄은 태아의 생명인 것이다.

하지만 이세상에 태어나자마자 탯줄은 무참하게 잘려나간다. 용도가 없어지기 때문이다. 그래도 그 탯줄을 오동나무상자 등에 넣어 보관하는 습관이 있었던 것은 큰 병이 났을 때, 탯줄을 상자에서 꺼내 다려서 먹기 위해서였다. 탯줄은 옛날에는 어떠한 병에도 큰 효과가 있는 만능의 특효약이었다. 어쨌든 모태에서 태아가 자랄 때 모든 세포는 배꼽을 기원으로 하고 있으며, 배꼽주변이 몸 전체에 대해 중요한 위치를 차지하고 있는 것 같다.

'배꼽안복법'은 스스로의
자기의 병을 고치는 치료법

　병의 증상을 없애기 위해서는 발병 원인을 변증해갈 필요가 있다. 변증이라고 하면 낯설게 느껴질지 모르지만, 쉽게 말하면 체질과 증상에 따라 한방漢方 입장에서 원인을 판단해 가는 일을 말한다. 이와 같은 방법으로 밝혀진 원인을 이론적으로 생각하고 치료하는 것을 '논치論治'라고 한다.

　환자들의 체질이나 증상을 보고 변증한 결과 심(심장)에 문제가 있으면 거기에 대응하는 배의 반응점이 반드시 심의 존의 주름살 위에 나타난다. 그 자리를 자극하고 위압감을 없애면 현재 앓고 있는 여러 증상들이 치유되게 된다. 어떤 병이라도 거기에 관계되는 배의 주름살 위에 나타나는 반응점을 찾아서 없애는 것이 중요하다는 것이다. 그래서 나의 진찰은 어떠한 병이라도 먼저 배를 만져본다. 암, 류머티즘, 당뇨병, 아니면 어깨 결림이라도 위압감이 있는 반응점을 찾아서 그 자리를 자극한다.

참고로 안복법 자체는 17세기부터 내려오는 치료법이다. 이 안복법과 내가 발견한 배의 주름살을 이용한 안복법을 확실히 구별하기 위해서 '배꼽 안복법'이라는 이름을 붙였다. 그 방법에 대해서는 2장 이후에서 보다 자세하게 소개하겠지만, 개요는 배의 주름살 주위에 반응점을 찾아서, 그곳을 손으로 자극한다. 그때 간단한 호흡법도 병행하는 것이다. 배위의 주름살에 대해서는 쉽게 찾을 수 있다.

배위에 주름살이 생기는
진짜 이유는?

　여기까지 읽는 동안 독자 여러분 가운데는 '배위의 주름살 같
은 건 의식해 본적도 없었다.' 또는 '피부가 늘어져서 자연히 생기
는 것 정도의 인식밖에는 없었는데…' 등의 생각이 드시는 분들이
많으리라 생각된다. 그러나 그 정도뿐만이 아니다. 배에는 적당한
탄력이 있게 마련인데 자신의 배를 살짝 만져보라. 딱딱하게 굳어
진 부분과 늘어져서 힘이 없는 부분이 확실히 느껴질 것이다. 굳
어진 부분은 근육이고 늘어진 부분은 지방이라고 생각하시겠지
만, 사실은 그렇지 않다. 배의 굳어진 부분은 '실'이라고 하고 늘어
진 부분은 '허'라고 한다. 무슨 의미인지 잘 모르겠지만 한방 침술
분야에서는 그렇게 본다. 조금 어려운 설명이지만 조금 더 설명을

들어주기 바란다. 한방 침술 분야에서는 인체는 기와 혈액과 수분으로 구성되어 있다고 본다. 기가 막히면 '기체', 혈액이 더러워지면 '어혈', 수분 대사에 이상이 생기면 '습사' 라 하고, 그것들을 합쳐서 '사'라 부른다. 이 '사'는 보다 쉽게 말하면 체내의 독소를 말한다. 체내의 독소가 '실'을 발생시켜 '굳어지거나 막히는 반응'을 보이는 것이다.

그에 반해 '허'라는 것은 '실'의 가장자리에 늘어진 부분으로 나타나는데, 이는 '실'이 체내에 생김으로써 본래의 움직임이나 흐름이 억제되어 둔해지고, 약해지고, 적어지고 하는 반응들을 가리킨다. 그러므로 '허' 와 '실'은 항상 이웃관계에 있다. 이런 현상은 피부 표면에서는 울퉁불퉁하게 나타나 경계선을 형성하게 된다. 그 경계선이 바로 배의 주름이다. 결국 허와 실 때문에 나타나는 것이 배의 주름인 셈이다. 이와 같이 독소가 증가하고(실) 생리기능이 저하(허)로 인해 병이 생기는 것이다.

건강한 사람의 피부 표면은 허와 실이 없이 소위 '평탄 상태'가 유지되어야 한다.

그러나 치료사의 입장에서 볼 때, 어디에도 이상이 전혀 없다고 할 만큼의 건강 상태를 유지하는 사람은 거의 없다. 누구든 반드시라고 할 수 있을 만큼 무언가의 발병 요인을 가지고 있다. 바로 '허' 와 '실'은 누구나 가지고 있다는 얘기다. 그러니까 언뜻 보기에는 배에 주름이 없어 보여도 몸을 조금 옆으로 틀거나 배를 양옆에서 손바닥으로 집어주면 숨어 있는 주름이 나타나게된다. 이것도 바로 허와 실이 감춰져 있던 곳에서 나타나게 되는 현상을 가리키게 되는 것이다. 렌즈의 촛점이 맞춰진 곳에 가장 선명한 영상이 나타나듯이, 그 주름살 위에서는 허실의 일그러짐이 가장 선명하게 나타나는 자리가 있다. 그곳이 바로 반응점이라는 얘기다. 지금까지 반응점이 병의 근본 뿌리라고 말해왔던 것은 바로 이런 의미였던 것이다.

이와 같은 구조가 우리 몸 속에 숨겨져 있었다는 사실에 놀라움을 금치 못할 뿐이다. 이것이 많은 환자들의 몸을 보아왔던 나의 관찰 결과이다. 만약 하나님이 계신다면 우리는 이와 같이 배의 주름을 통해 몸의 이상을 탐지해서 치유할 수 있도록 해주신데 대해 진심으로 감사드리고 싶은 마음 뿐이다.

2장
자기 스스로 할 수 있는 배꼽안복법,
배꼽안복체조의 권장

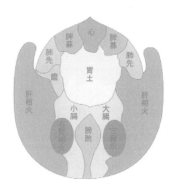

누구나 자기 스스로
실천할 수 있는 건강법

주름살은 허와 실에 의해서 생기는 경계선이라고 앞 장에서 언급했으며, 이 내용은 배꼽안복법을 이해하는데 아주 중요한 포인트가 된다. 그래서 이 장의 시작에 앞서 동양의학이 가리키는 허와 실에 대해서 조금 더 언급해볼까 한다.

최첨단 기기를 사용해서 검사하는 서양의학과 달리 지금까지 침구사나 지압사라고 불리는 사람들은 손가락 끝으로 몸의 이상을 찾아 그 자리를 자극함으로써 치료해왔다. 그러나 누구나가 명의처럼 손가락 하나로 허와 실을 찾아낼 수 있는 것은 아니다. 그에 비해 배의 주름살을 찾아 그 자리를 자극함으로써 허와 실을 없애는 방법은 누구나 약간의 예비 지식만 습득하면 가능한 방법이다. 이 책을 읽고 있는 여러분들도 누구나 가능하다. 주름살을 가려내는 포인트와 효과적인 자극방법만 알면 되기 때문이다.

1장에서도 언급했듯이 배의 주름은 살이 늘어져서 생긴 것뿐만이 아니다. 아무리 허리가 잘록한 여성이라도 배에 주름은 생긴다. 그리고 몸을 앞으로 구부리거나 몸을 옆으로 틀거나 했을 때, 배에 주름이 안 생기는 사람은 없다. 그 주름이야 말로 허와 실의 일그러짐으로 생기는 것이기 때문에 그 자리를 자극해 나가면 자연히 허와 실이 제거되어 증상이 개선된다. 그리고 배의 주름위에는 여러 가지 병의 근본 뿌리가 되는 반응점이 존재하고 있다고 했다. 그 반응점을 중심으로 자극을 가하게 될때 더욱 효과적으로 허와 실이 제거되게 된다. 그 결과 주름이나 반응점은 사라지고 배꼽을 중심으로 배 전체가 부드러워지게 된다. '배꼽안복법'에 관해서 정리하자면 이 정도가 되지만, 또 하나 빼놓을 수 없는 것이 이 치료법은 누구나가 스스로 자신의 몸을 효과적으로 관리할 수 있는 건강법이라는 것이다.

배꼽안복법은
입체적이다

　자세히는 4장에서 언급하겠지만 '배꼽안복법'에 있어서의 반응점의 분포는 17세기 말기에 활약했던 치료가 미소노무분사이御園夢分齊의 '장부도'(그림 2의 우측도)를 참고로 하고 있다. 그것을 발전시킨 '배꼽안복법'은 둔부의 바깥쪽에서 허리와 등까지를 옆구리로 본다(그림 2의 좌측도). 거기까지 반응점이 분포하고 있기 때문이다.

　그림2의 좌우도를 비교해보면 알 수 있듯이 무분사이夢分齊의 경우는 '간'에 관계되는 범위가 옆구리 정도까지 이지만 실제로는 위로는 겨드랑이에서 등과 허리부근 까지이고, 아래로는 둔부의 바깥쪽 부근까지 확대되어 있다. 다시 말하면 무분사이의 진단이 몸

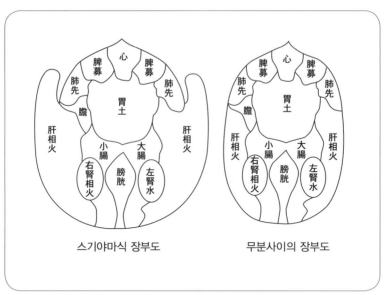

스기야마식 장부도   무분사이의 장부도

그림 2 | 복부의 분포도

앞면에 있는 배를 본다는 점에서 평면적이었던데 비해 배꼽안복법은 등까지 확대해서 보는 입체적 방법이라고 말할 수 있다. 배꼽안복법에서 말하는 배는 일반적으로 말하는 배보다 넓은 범위를 가리키고 있다고 할 수 있는 것이다.

확실히 많은 환자들을 치료하다 보면 배의 주름이 등, 허리, 둔부의 바깥쪽까지 확대되어 있는 사례를 많이 보게 된다. 거울 앞에 서서 자신의 몸을 뒤틀어서 비춰보면 그것을 알 수 있을 것이다.

무분사이가 남긴 기록을 보면 병이나 증상에 대해 90%까지는 치료가 됐어도 나머지 10%는 고치지 못했다고 되어 있다. 그러나 실제로는 20%정도를 고치지 못하지 않았나 싶다. 많은 사람을 진료하는 과정에서 20%는 주름이 뒤쪽으로 들어가 있다는 것과 그 주름 바로 뒤쪽에 반응점이 있다는 것을 알았기 때문이다.

걱정이 되는 증상들은
반응점을 찾아서 자극하라

만약 걱정이 되는 증상이 있을 경우에는 그림의 장부도를 보면서 그 증상과 관련이 있는 자리의 주름위를 손가락 끝으로 집어보고 위압감이나 아픔을 느끼는 곳이 있는지 확인해보라. 만약 배의 중앙 부근에 반응점이 있으면 위에 문제가 있는 것이고, 옆구리 부분에 반응점이 있으면 간에 문제가 있는 것이고, 배꼽 아래의 하복부에 반응점이 있으면 방광이나 신장에 문제가 있는 것으로 보면 된다.

그밖에도 걱정되는 증상이 있으면 그런 식으로 반응점을 찾아서 배꼽안복법으로 그 자리를 자극해보라. 그러나 반응점에 울퉁불퉁하고 딱딱한 부분이 있어도 조급하게 그것을 풀어내려고 함부로 세게 누르거나, 멍들게 꼬집어서 풀려고 하면 안된다. 또 만약 그 반응점의 위압감이나 통증이 많이 걱정이 될 때는 반드시 치료원을 찾아 검사를 받는 것이 좋다.

배꼽안복법이라면
누구나 '보사의 자극'이 가능하다

　서양의학의 경우 간경변이면 어떤 사람이 걸리든 같은 간경변이고, 위궤양도 같은 위궤양이고 대장암도 같은 대장암으로 비슷한 치료를 한다. 그러나 동양의학에서는 조금 견해가 다르다. 사람에게는 각각 체질이라는 것이 있어 그것은 천차만별이라고 본다. 따라서 같은 병이라도 나타나는 증상이 다르다고 판단한다. 예를 들어 젊은 사람이 술을 너무 많이 마셔서 간경변이 된 경우와, 고령자가 오랜 세월의 피로가 쌓여서 간경변이 된 경우는 증상도 다르고 치료방법도 달라진다.

　앞에서 언급했듯이 동양의학에서는 체력이 약해져서 에너지가 부족한 부분이나 그 상태를 '허'라고 부른다. 그리고 그와 같은 증상이 있을 때는 부족한 것을 보충하는 '보법'이라는 치료를 한다. 반대로 '실'은 노폐물, 즉 독소가 고인 자리나 상태를 말하기 때문에 이 증상이 있을 때는 넘쳐 난 것을 제거 시키는 '사법'이라는 치료를 한다.

동양의학에서는 이들 두가지 치료법을 합친 '보사'를 치료의 기본으로 삼고 있으며, 치료는 '보사'에서부터 시작되고 '보사'로 끝난다고 말할 정도이다. 배꼽안복법도 그 기본은 '보사의 자극'에 의한 것이지만, 지금까지의 동양의학에 의한 치료와 다른 점은 누구나 비교적 쉽게 '보사의 자극'을 할 수 있다는 것이다.

이 책을 잘 읽어서 몇 번 연습을 하면 누구나 반드시 할 수 있게 된다. 이때 중요한 것은 호흡법을 병행한다는 것이다. '보의 자극'을 할 때는 가볍게 피부를 집은 채로 숨을 내쉰다. 반대로 '사의 자극'을 할 때는 피부를 집은채로 숨을 들이마신다. 이렇게 함으로써 배꼽안복법을 더욱 효과적으로 할 수 있게 된다.

자신의 배의
주름을 찾자

그러면 이제 자신의 배의 주름을 실제로 찾기 위해서는 어떻게 해야 되는지 설명 하겠다. 먼저 〈그림 3〉을 보면, 주름은 늑골 위에 나타나거나, 배를 가로지르듯이 나타나거나, 옆구리에 나타나거나, 등쪽에 들어가듯 나타나거나, 허리 또는 엉덩이 쪽으로 나타난다. 물론 배꼽 가장자리에도 나타난다. 그리고 하복부에는 임신선 같은 것이 세로로 들어가 있다. 또 수술한 흉터의 주변이나 사마귀, 멍, 피부가 거뭇해진 곳에 등에도 주름이 나타나기 쉽기 때문에 그런 자리도 주름을 찾는 지표가 된다. 〈그림 3〉을 참고로 해서 자신의 배에 어떤 주름이 나타나고 있는지 찾아보라.

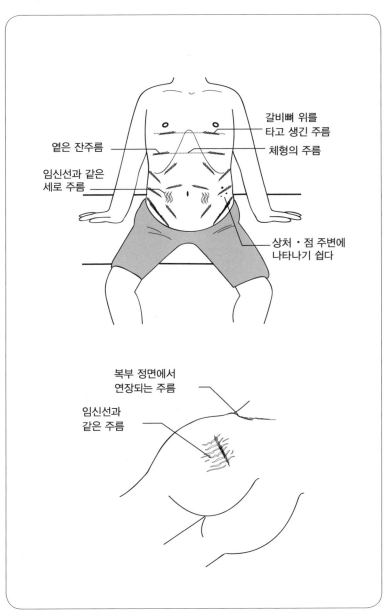

갈비뼈 위를
타고 생긴 주름

옅은 잔주름

체형의 주름

임신선과 같은
세로 주름

상처 · 점 주변에
나타나기 쉽다

복부 정면에서
연장되는 주름

임신선과
같은 주름

그림 3 | 복부 주름을 찾는 방법

47

주름이 별로 없다든가 확실히 구별이 안 되는 경우도 있다. 그렇다면 다음의 방법으로 다시 주름을 찾아 보라.

먼저 앉은 채로 자신의 배를 보라. 배꼽 높이선의 주름은 배꼽을 통과해서 좌우로 뻗어 있는 경우도 있다. 이 배꼽 높이선의 주름은 배꼽보다 위쪽에 생기는 주름이나 옆구리에 생기는 것보다도 굵은 것이 특징이다(그림 4-1의 ①).

다음은 앉은 채 그대로 머리를 조금 내려보라. 그러면 배꼽 위쪽 범위 내에 주름이 나타나기 쉬워진다(그림 4-1의 ②).

다음은 더욱 머리를 내려서 배를 들여다보라. 그러면 배꼽아래의 주름을 찾기 쉬워진다(그림 4-1의 ③).

이들 주름은 누구에게나 다 있다는 것은 아니지만, 전혀 아픈 데가 없다거나 완전하게 건강하다는 사람은 거의 없기 때문에 대부분은 주름을 확인할 수 있다.

다음으로는 누운 채로 몸을 천천히 옆으로 돌리면서 옆구리를 보라. 그 자리에도 주름을 확인할 수 있을 것이다(그림 4-2의 ④).

하복부를 볼때는 누운 채로 무릎을 세운 상태에서 머리를 들면 주름을 찾기 쉬울 것이다(그림 4-2의 ⑤).

혹시 배가 나와서 아래를 들여다보기가 힘든 상황이라면 처음부터 〈그림 4-2의 ⑤〉와 같이 누워서 주름을 찾아보라.

그러는데도 주름을 찾지 못할 경우에는 주름이 옆구리에서 뒤

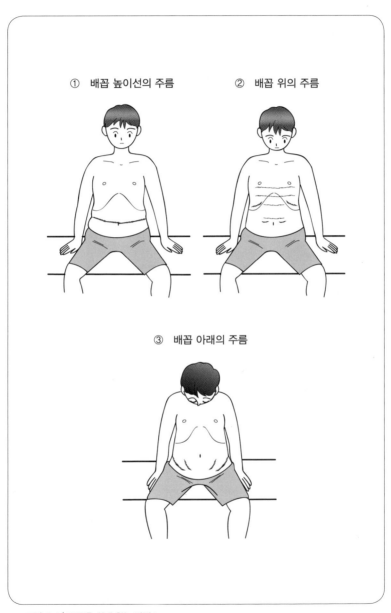

① 배꼽 높이선의 주름　　　② 배꼽 위의 주름

③ 배꼽 아래의 주름

그림 4-1 | 주름을 쉽게 찾는 방법 I

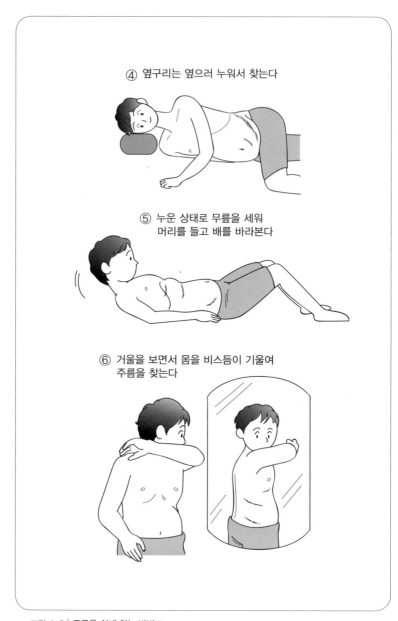

④ 옆구리는 옆으로 누워서 찾는다

⑤ 누운 상태로 무릎을 세워
   머리를 들고 배를 바라본다

⑥ 거울을 보면서 몸을 비스듬이 기울여
   주름을 찾는다

그림 4-2 │ 주름을 쉽게 찾는 방법 II

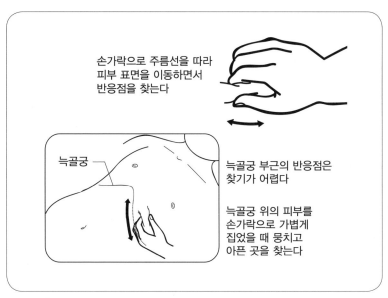

그림 5 | 반응점을 찾는 방법

쪽으로 나와있는 경우도 있기 때문에, 이번에는 일어서서 거울을 보면서 몸을 틀어서 주름을 찾아보라. 〈그림 4-1의 ⑥〉 처럼 뒤쪽에서 찾을 수 있을 가능성도 있다.

✿ 배의 반응점을 찾는다

주름을 찾았으면 다음은 반응점을 찾는다. 특히 몸을 구부리지 않으면 못 찾았던 주름은 그 자리를 잘 기억해 놓아야 한다.

먼저 몸의 힘을 빼고 주름이 있는 선을 따라 만져보라. 거듭 강조하지만 반응점을 만지게 되면 위압감이나 압통을 느끼게 되고 딱딱한 힘줄 같은 것이 만져진다. 처음에는 어디 있는지 찾기 쉽지 않겠지만 조금 더 신중하게 주름을 따라서 천천히 손가락 끝으로 집어 가면 반드시 찾을 수 있다.

그곳이 반응점이라는 생각이 들면 그 자리를 중심으로 주름의 선을 따라 검지, 중지, 약지 이렇게 세 손가락을 천천히 밀어 넣는다. 그러나 늑골 부근의 반응점을 찾을 때는 손가락을 늑골 위의 피부를 같은 힘으로 가볍게 집어가면서 통증을 비교한다(그림 5 참조). 그러다 보면 이윽고 다른 부분에서는 못 느끼는 통증이나 울퉁불퉁한 응어리가 느껴지는 부분이 있을 것이다. 그 부분이야 말로 몸의 이상을 가리키는 반응 점인 것이다.

여러번 해봤지만 반응점을 정확히 못 찾으신 분들도 초조해할 필요는 없다. 반드시 주름위에 반응점이 분포하고 있으니 천천히 주름을 따라서 손가락 끝으로 눌러보기 바란다.

배꼽안복법을
체험해보자!

배의 주름과 반응점을 찾았으면 다음은 바르게 자극해서 그것들을 제거해야 한다. 반응점을 다시 확인하기 위해서도 배꼽안복법에서는 맨 먼저 배 전체를 마사지 한다. 어떤 스포츠든 경기에 임하기 전에는 반드시 준비운동을 하고 경기에 들어가는 것과 마찬가지이다.

그와 같이 배꼽안복법으로 주름이나 반응점을 자극하기 전에도 먼저 준비단계로 배 전체를 마사지한다. 그러기 위해서는 다음의 세 가지 기본 마사지법을 사용한다.

1. 가볍게 쓰다듬는다(손으로 원을 그리듯).

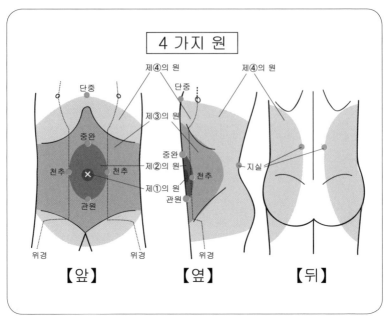

그림 6 | 복부에 나타나는 4가지 원

2. 손바닥으로 집는다(손바닥의 끝을 사용해서 옆구리에서 배의 한가운데를 향해).

3. 손가락으로 집는다(손가락 끝으로 주름 선을).

그러면 이제 시작해보자. 맨 먼저 배 전체를 시계방향으로 손바닥으로 두세 번 쓰다듬고 나서 배꼽을 가볍게 두드려 준다. '이제부터 자극 할게요' 하고 미리 몸에 알려주는 행위이다. 다음으로 배를 문지르기 시작하는데, 여기서 지표가 되는 것이 〈그림 6〉에

표시한 4가지의 원이다. 이것들을 염두에 두고 맨 바깥쪽의 원에서부터 시작해서 제3, 제2, 제1로 순서대로 배를 쓰다듬어준다. 먼저 원의 이미지를 확실히 파악해둬야 한다. 첫 번째 원은 배꼽의 바로 주변, 배꼽을 중심으로 반경 2~3cm의 작은 원이다.

두 번째 원은 배꼽을 중심으로 배의 중앙 부위를 도는 원이다.

세 번째 원은 늑골의 안쪽 선이 원의 상부가 되고 서혜부(아랫배 양쪽의 오목한 곳) 안쪽 선이 원의 하부이다. 마치 배 전체를 둘러싼 듯한 원이다.

네 번째 원은 가장 바깥쪽에 있다. 가슴의 정중앙(단중)을 기준으로 해서 비스듬히 내려가서 늑골궁을 따라 옆구리, 등, 허리, 둔부까지를 둘러싼 큰 원이다. 원의 이미지를 확실히 했으면 이제부터 시작해보자(그림 7 참조).

먼저 제4의 원의 영역이 있는 부위부터 자극한다. 처음에는 늑골 위를 원을 그리듯 손가락 끝으로 심, 비, 폐, 간 순으로 쓰다듬어준다(그림 7-①). 그리고 옆구리를 엄지손가락과 기타 손가락으로 집습니다. 이때에는 숨을 내쉬면서 천천히 집어서 그대로 두세 번 호흡한다. 이것을 세 번 정도 반복한다(그림 7-②).

다음은 제3의 원의 영역이 있는 늑골궁 위쪽의 피부를 가볍게 집으면서 명치 부근에서 옆구리를 향해 조금씩 이동하면서 집어간다(그림 7-③). 이 선상에는 권두의 그림을 보면 알 수 있듯이 심의 부분, 비모의 부분, 폐선의 부분, 간상화의 4부분이 나란히 있다. 이 마사지 역시 호흡법을 같이 쓰는 것도 잊지 말아야 한다. 늑골궁 위의 피부를 가볍게 집은 채로 숨을 내쉬고, 그대로 손가락을 고정해서 두세 번 호흡한다. 이것을 한곳에서 세 번 정도 반복한다. 이어서 서혜부에서 하복부까지 마사지하는데, 방법은 의자에 앉은 채로 좌우의 서혜부에 손을 대고 좌서혜부는 왼손으로, 우서혜부는 오른손으로 각각 열 번 정도 왕복해서 상하로 천천히 문지른다. 선 채로 하는 경우에는 양손을 포개서 대고 좌우의 서혜부를 각각 문지른다(그림 7-④). 이것들을 누운 채로 해도 된다.

다음은 제2의 원과 제1의 원 부분을 동시에 자극한다. 양손의 손바닥 끝부분으로 제2의 원의 옆을 제1 원까지 손을 밀고 모은다(그림 7-⑤). 이때는 입에서 숨을 천천히 내쉬도록 한다. 다 내쉬고 나면 코로 들이마시는데, 이때 밀어서 모은 양손의 힘은 빼지 않고 집은 채로 두세 번 호흡해 준다. 이것을 세 번 정도 반복한다. 그러나 이렇게 배를 마사지할 때, 조심해야 할 것은 병을 빨리 고치려고 너무 세게 누르거나 아픈 것을 참으면서까지는 하지 말아야 한다. 오히려 역효과가 나타날 수 있기 때문이다.

다음은 의자에 앉든 서든 엄지손가락을 허리 쪽으로 돌린 상태에서 천천히 숨을 내쉬면서 모든 손가락을 밀어 넣어가며 그대로 넣은 채로 두세 번 호흡한다. 이것을 한곳에서 세 번 정도 반복한다(그림 7-⑥). 그리고 나서 둔부로 옮겨가는데, 주먹을 쥔 상태로 선골 부근에서 엉덩이의 바깥쪽까지를 문지른다(그림 7-⑦). 등 부분은 손이 닿기 어렵기 때문에 수건을 이용하면 좋다. 건포마찰 요령으로 가로와 세로로 문지르면서 뜨거워질 때까지 한다(그림 7-⑧⑨). 이때 시원하게 느껴지는 자리나, 위압감 또는 압통을 느 끼는 자리가 있을 것이다. 바로 그 자리가 반응점이 되는 것이다.

마지막으로 반드시 단전(배꼽과 치골의 중앙) 주변을 원을 그리듯 가 볍게 양손으로 네 번 정도 문지르고 나서, 가볍게 누르면서 세 번 정도 호흡한다(그림 7-⑨). 이때의 호흡법은 코에서 들이마시고 가 능한 한 배를 불린다. 그리고 나서 배에 힘을 주면서 입에서 서서 히 숨을 내쉰다.

이와 같이 배 전체를 마사지하는 동안에도 반응점을 찾을 수 있 는 경우도 있다. 그 자리는 다음 단계에서 설명하겠지만 정성껏 안복해 줘야한다. 이런 배 전체의 마사지를 하루에 두 번, 아침 일 어나자 마자 한 번 하고 잠들기 직전에 각각 5분 정도 하는 것이 가장 좋다. 그러나 식후 1시간은 피하는 것이 좋다. 또 가볍게 집 었을 때 비정상적으로 괴롭다거나 통증을 느끼는 자리는 무리하 게 누르지 말아야 한다. 특히 임산부는 절대로 하복부를 자극해서 는 안된다. 심장과 비장과 폐의 주위만 마사지해 주면 된다. 수술 한지 얼마 안 되는 사람은 흉터 주변을 피해서 안복법을 해준다. 여기까지로 배 전체의 마사지는 끝이다.

다음은 찾아낸 주름과 반응점을 중심으로 안복하는 방법이다 (그림 8 참조).

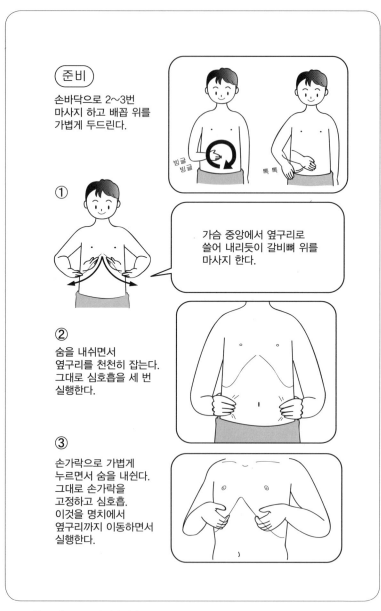

준비

손바닥으로 2~3번
마사지 하고 배꼽 위를
가볍게 두드린다.

빙글
빙글

톡 톡

①

가슴 중앙에서 옆구리로
쓸어 내리듯이 갈비뼈 위를
마사지 한다.

②

숨을 내쉬면서
옆구리를 천천히 잡는다.
그대로 심호흡을 세 번
실행한다.

③

손가락으로 가볍게
누르면서 숨을 내쉰다.
그대로 손가락을
고정하고 심호흡.
이것을 명치에서
옆구리까지 이동하면서
실행한다.

그림 7–1 │ 복부 전체 마사지법 I

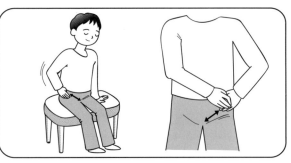

④ 서해부는 의자에 앉아서 하거나
  서 있는 상태로 좌우를 각각 허리에서
  치골을 향해 10번정도 문지른다.

⑤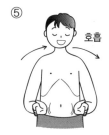

호흡

【정면에서 본 상태】

숨을 내쉬면서 복부 중앙선을
향해 밀어 모은다.

복부를 밀어 모은채로 숨을
코에서 들이마시고 입에서
내쉰다.

이것을 3 번 정도 반복한다.

【내려다 본 상태】

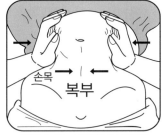

손목

복부

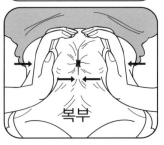

복부

그림 7-2 │ 복부 전체 마사지법 II

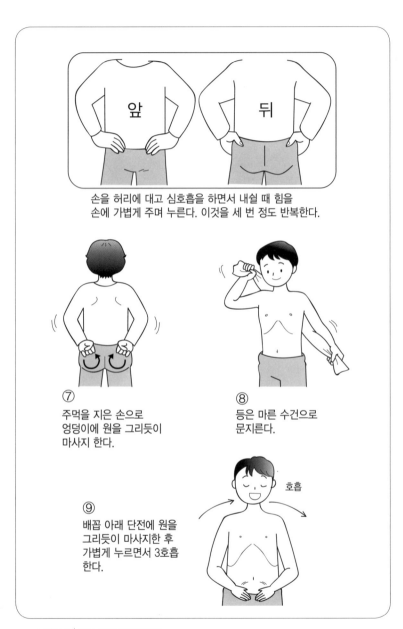

손을 허리에 대고 심호흡을 하면서 내쉴 때 힘을
손에 가볍게 주며 누른다. 이것을 세 번 정도 반복한다.

⑦
주먹을 지은 손으로
엉덩이에 원을 그리듯이
마사지 한다.

⑧
등은 마른 수건으로
문지른다.

⑨
배꼽 아래 단전에 원을
그리듯이 마사지한 후
가볍게 누르면서 3호흡
한다.

그림 7-3 | 복부 전체 마사지법 Ⅲ

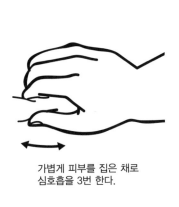

가볍게 피부를 집은 채로
심호흡을 3번 한다.

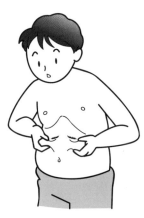

주름을 따라
전체적으로 복부 피부를
옆으로 가볍게 집어 본다

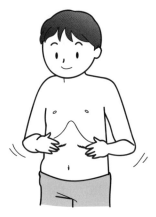

주름을 따라 손 바닥으로
복부 전체를 마사지 한다

그림 7-4 | 주름과 반응점의 안복법

먼저 집게손가락, 가운뎃손가락, 약손가락의 세 개를 주름에 따라 댄다. 그리고 가볍게 주름 위, 아래의 피부를 집은 채 3호흡 정도 그대로 둔다. 그러고 나서 힘을 빼고 옆으로 손가락 하나만큼 옮기고, 또 가볍게 피부를 집은 채로 3호흡 정도 그대로 두고 나서 힘을 뺀다. 또 옆으로 손가락 하나만큼 옮기고 같은 동작을 반복한다.

이런 식으로 주름에 따라서 안복을 해나가는데, 만약 그 중간에서 이미 찾아두었던 반응점에 부딪치게 되면 다른 곳에서는 못 느끼는 통증이나 울퉁불퉁한 응어리가 느껴질 것이다. 그 자리야말로 몸의 이상이 현저하게 나타나는 반응점이기 때문에 그 응어리가 풀리도록 정성껏 자극해준다.

손가락으로 자극하는 동작이 끝나면 다음은 주름의 선을 중심으로 뱃살을 손가락으로 끝에서 끝까지 집어준다. 그런 다음 마지막으로 주름의 선을 따라 손바닥으로 끝에서 끝까지 완전히 문질러서 종료한다.

참고로 반응점의 안복은 전철을 타고 가는 동안이나 일을 하는 중간중간에도 할 수 있다. 옷 위에서 반응점을 가볍게 집어보라. 이것만으로도 반응점을 자극하는데 도움이 된다.

배꼽안복체조로
건강의 기초 다지기

또 하나 배 부위를 쉽게 자극할 수 있는 비법이 배꼽안복체조이
다. 지극히 간단한 네 가지의 몸동작을 합한 것이라고 책 머리에
서 소개했지만, 여기서는 그 하나하나에 대해서 설명하고자 한다
(그림 9 참조).

먼저 보통의 체조와 결정적으로 다른 점은 항상 배 부위를 의식
하면서 몸을 움직인다는 것이다.

첫 번째는 그림에서 보여주듯이 양손을 깍지끼고 머리 위까지
올려서 뒤로 젖히는 동작이다. 이때 중요한 것은 배 부위의 심과
위 부분을 의식해서 그 부분들을 펴지도록 몸을 움직이는 것이다.

두 번째는 그림에서 보여주듯이 오른팔과 왼팔을 각각 비스듬

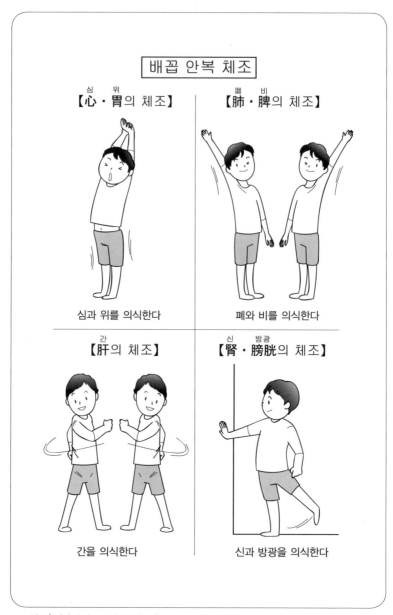

그림 9 | 건강의 기초를 만드는데 도움이 되는 배꼽안복체조

히 위로 올려서 뒤로 젖히도록 한다. 이때 중요한 것은 배 부위의 폐와 비 부분을 의식하고 그 부분들을 펴지도록 몸을 움직이는 것이다.

세 번째는 그림에서 보여주듯이 양 팔꿈치를 구부려서 가운데 만큼 올려서 몸 전체를 좌우로 회전시킨다. 이때 중요한 것은 배 부위의 간 부분을 의식하고 그 자리가 펴지도록 몸을 움직이는 것이다.

네 번째는 그림에서 보여주듯이 배를 앞으로 내미는 것처럼 하면서 한쪽 다리씩 뒤로 뻗고 젖힌다. 이때 중요한 것은 배 부위의 신장과 방광을 의식해서 그 자리가 펴지도록 몸을 움직이는 것이다.

이 네 가지 동작을 한 세트로 해서 세네 번 반복한다. 시간으로는 2~3분이면 할 수 있고 어디서든 할 수 있다. 이것을 하루에 한 번 생각나는 대로 해도 되고, 아침, 낮, 밤으로 하루 3번 정도 해도 좋다. 무엇보다도 중요한 것은 매일 계속 함으로써 건강의 기초를 다지는 것이다. 건강 증진에 크게 도움이 될 것이다.

3장
증상과 타입에 따라 응용

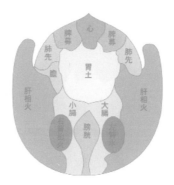

부위와 증상에 따라서
달라지는 배꼽안복법

어디라고 아픈 부위는 없지만 항상 컨디션이 안 좋고 자신으로서는 어떻게 해야 할지 모른다고 호소하면, 대부분 '우울증'이라는 진단이 내려지는 경우가 많다. 예전에는 '부정수소'라든가 '자율신경실조증'이라고 불렀지만 지금은 '우울증'이라고 부른다.

그런데 동양의학에서는 같은 병이라도 전혀 다른 치료를 하는 경우가 많고, 다른 병이라도 같은 치료를 하는 경우도 있다. 그리고 이와 같은 일은 적지 않고 오히려 많다고 할 수 있다. 다른 병인데 같은 치료를 한다고 하면 이상하게 생각하는 사람도 있지만, 동양의학의 원리에서 보면 전혀 이상한 일이 아니다.

모든 병은 오장(간장. 심장. 비장. 폐장. 신장)을 중심으로 한 내장에 원인이 있기 때문에, 그와 같은 오장의 활동을 좋게 함으로써 모든 병을 고칠 수 있다고 보는 것이다.

그 오장의 기능을 좋게 하기 위한 가장 효과적인 치료법이 배꼽 안복법이고 이것은 배 주변을 부드럽게 하고 주름이나 반응점을 제거시키는 방법이다. 중요한 것은 병명이 아니라 지금 어떤 증상이 나타나고 있는가 하는 것이다.

류머티즘 같은 경우를 말하자면 손이나 목 등의 관절에 통증이나 열이 나는 것은 당연하지만, 그와 동시에 이전부터 신경 쓰이는 증상이 반드시 나타나고 있을 것이다. 류머티즘 자체보다도 초기에 어떤 증상이 나타났는가를 주목한다. 예를 들어 눈이 침침하다든가, 신경질이 난다든가, 측두엽에 통증이 있다든가 하는 증상이 있는 경우는 '간·담 타입'에 해당된다. 스트레스를 받으면 금세 증상이 악화되는 경우도 '간·담 타입'으로 볼 수 있다.

다리, 허리가 차가워지고 쉽게 피곤하고 오줌이 잘 안 나오는 등의 증상이 자주 있으면 '신·방광 타입'이라고 할 수 있다.

자신은 어느 타입에 속하는지, 또 자신의 약점은 무엇인지를 알기 위해서는 동양의학에서 말하는 '오장의 기능'을 잘 배워 두는 것이 지름길이다. 그리고 나서 지금 당신이 안고 있는 증상이 어느 장기와 관계가 깊은지를 확인해보라.

그 지표로서 이후에 소개하는 '오장에 의한 다섯 가지 타입'을 참고해주기 바란다. 당신이 어느 타입인지를 알게 되면, 그 장기에

대응하고 있는 배의 부위를 보고 그 자리에 나타나 있는 주름 부분
을 안복하면 되는 것이다.

오장의
기능

여기서는 동양의학에서 말하는 오장에 대해서 알아자. 서양의학에서 말하는 것 하고는 조금씩 다르다. 예를 들어 비장은 서양의학에서는 혈액을 재생시키기도 하고 소멸시키기도 하는 장기로 알려져 있지만, 동양의학에서는 소화흡수 전반에 관여하고 췌장 등의 활동에도 관여하고 있다고 보는 장기이다. 그와 같은 개념하에 동양의학에서 말하는 오장을 간단히 설명하고자 한다. 먼저 확인하자면 오장이란 간장, 심장, 비장, 폐, 신장을 말한다. 그 기능을 보조하는 것이 육부인 담낭, 소장, 위, 대장, 방광, 그리고 전체를 둘러 싼 삼초이다.

오장은 몸의 중심이 될 뿐만 아니라, 몸의 모든 기능을 조정하고 있다. 뇌의 활동이나 근육, 뼈, 혈관, 신경, 손발, 그리고 감정, 오감, 번식기능 등 인간이 갖고 있는 기능 전체이다. 그 오장을 만들어 낸 것이 바로 '배꼽'이다.

여기서 〈삼초〉에 대해서 살펴보고자 한다.

삼초는 잘 들어보지 못한 언어라고 생각되지만, 육부중에 하나로서 상초, 중초, 하초의 세 부분으로 나누어져 있다. 그중 상초는 호흡을 통해서 산소를 제공하는 일을 하고, 중초는 음식물을 소화시키는 일을 한다. 하초는 대소변을 배출시키는 역할을 한다고 전해지고 있다.

삼초는 인간의 생명을 유지하는 근본인 위의 세가지 기능을 출발로 몸의 생명유지에 관여하고 있다. 그러나 몸의 어떤 부분을 삼초라고 칭할것인가는 여러가지 설이 있다. 몸 전체를 3분할해서 삼초라고 보는 설은 다음과 같다.

위장을 중초로 해서 그것보다 위를 상초, 위장의 아래로 부터 방광까지의 기관을 하초라는 설이다. 다음은 횡경막보다 위를 상초, 횡경막 하부로부터 배꼽의 상부를 중초, 배꼽 아래부분을 하초라고 하는 설이다.

삼초는 활동기능은 있는데 형체는 없다고 불리어져 왔다. 그러나 나의 오랜 임상 경험 및 연구결과를 통해서 '배꼽이 곧 장부로서의 삼초'라는 가설을 세울 수 있게 되었다. 삼초의 '삼'은 척추동

물의 발생학적 관점으로 보았을 때, 내배엽, 중배엽, 외배엽을 나타낸다고 본다.

내배엽은 내장을 중심으로, 중배엽은 골격이나 근육으로, 외배엽은 뇌나 피부등으로 변화되어져 인체가 구성되어져 있다고 본다. 이런 의미로 볼때 체내에서 최초로 생기는 배꼽이야말로 삼초라고 말할 수 있다.

장부로서의 배꼽은 신체의 상하, 좌우, 전후 내외를 연결시키는 위치에 있으면서 전신의 장기 및 기관의 사령탑 역할을 한다고 말할 수 있다.

✿ 간장

간장의 기능은 장부(폐, 간, 심, 비, 신의 오장과 담, 소장, 위, 대장, 방광, 삼초의 육부), 경락(기가 흐르는 맥), 생리 등 모든 활동이 원활하게 되도록 기혈의 흐름을 조화시키는 기관이다. 혈액을 모아두거나 분배하거나 해독시키는 기능도 한다.

이 간에 이상이 생기면 옆구리나 가슴 등이 붓거나, 자꾸 신경질이 나거나, 여성이면 생리불순, 월경통, 무월경 등이 나타나기도 한다. 또 배에 덩어리 같은 것이 생기거나, 눈이 침침하거나, 트림, 설사, 구역질, 건조증, 가려움증, 불면증 등이 나타나며, 꿈을 많이 꾸고, 눈이 젖고, 환각현상이 나타나고, 잠꼬대가 많아지고, 쉽게 놀래고, 손발이 떨리고, 손, 발톱이 부서지고 하는 등의 증상들이 일어난다. 또한 간은 쓸개와 밀접한 관계가 있다.

✿ 심장

심장의 기능은 혈액의 순환을 좋게 하고 몸의 각 부위를 자양하는 일이다. 정신을 충실하게 하고 의지력을 강하게 한다. 심장에 이상이 생기면 얼굴이나 입술이 파래지고 숨이 차며, 땀을 많이 흘리고 토혈 또는 코피가 쉽게 나고, 정신이 산만하며, 불면증이 되기 쉽고, 건망증과 헛소리, 혀가 굳어지며, 미각이 변하고, 구내염이 생기고, 쉽게 설사를 하는 등의 증상이 나타난다. 심장은 소장과 밀접한 관계가 있다.

✿ 비장

비장의 역할은 음식물의 소화흡수, 심폐의 힘을 빌려서 전신에 영양을 공급하는 일이다. 비장에 이상이 생기면 식욕이 떨어지고 권태감, 설사, 탈항, 위하수 등이 일어나며, 혈변, 혈뇨 등 피가 멈추지 않는 경우가 있다. 또 부종, 가래가 나기 쉽고 체내에 물이 찬다. 기타, 현기증, 입이 끈적끈적해지는 등의 증상도 나타난다. 비장은 위와 밀접한 관계가 있다.

✿ 폐

폐의 기능은 호흡에 의해 체내에 산소를 공급하고, 비장에서 만들어진 영양소를 전신에 공급하며, 체내의 오물을 배출시키는 일이다. 폐에 이상이 생기면 호흡기가 약해지고, 재채기 콧물 혈담이 나오며, 기침이 나기 쉽고, 소변이 잘 안 나오고, 피부나 코 안이 건조해 노란 콧물이 나오며, 목구멍에 가려운 증세가 나고, 목소리가 컬컬해지는 등의 증상이 나타난다. 폐는 대장과 밀접한 관계가 있다.

✿ 신장

신장의 기능은 몸의 발육과 생식에 깊은 관계가 있다. 남성에게는 정액을 산출하게 하고, 여성에게는 월경을 발생시키는 역할을 한다. 체내 수분의 저축, 분포, 배설을 조절하고, 체온을 유지하는 역할도 한다. 뼈를 든든하게 하고 머리카락도 생장시킨다. 신장에 이상이 생기면 불임과 탈모, 아이들의 발육부진, 치아가 흔들리고, 조금만 움직여도 숨이 차고, 소변이 잘 안 나오며, 팔 다리나 허리가 나른하고 아프며 휘청거리기도 한다. 이명현상이 생기고, 흰머리가 많아지고, 빈뇨나 만성설사, 하반신의 냉, 손발에서 열이 나는 등의 증상들도 나타난다. 신장은 방광과 밀접한 관계가 있다.

이와 같이 하나의 생리기능을 유지하기 위해 많은 장기가 관여하고 있다. 또 다섯 가지의 장기는 서로 상호보완작용을 하고 있다. 당신의 증상과 관계되는 장기가 오장 중의 어느 장기인지 알았으면 책 머리의 그림과 대조해보라. 반드시 그 부위에 반응점이 나타나 있을 것이다. 심장이나 췌장 등 내장에 이상이 있다는 것이 명확한 경우이든, 류머티즘이나 파킨슨병 등 원인이 명확하지 않는 경우이든, 걱정되는 증상이 배의 어느 주변과 관계돼 있는지를 확인하고, 그 주름을 자신의 배 안에서 찾아보라.

오장에 의한 다섯 가지
타입과 배꼽안복법

그러면 구체적으로 오장과 관계가 깊은 병명과 거기에 따른 배꼽안복법에 대해서 알아보자.

✿ '간 · 담' 타입의 안복법

이 타입의 주된 증상으로는 다음과 같은 것들을 들 수 있다. 파킨슨병, 메니에르 증후군, 류머티즘, 아토피성피부염, 간염, 담석, 담낭염, 황달, 안과질환, 신경성위염, 소화불량, 유선염, 생리이상, 우울증, 자립신경실조증, 갱년기장해고혈압증, 불면증, 고환염, 서혜부 헤르니아(탈장), 이명, 현기증, 치매, 변비, 요통 등.

이 타입의 배꼽안복법으로는 옆구리 부근의 주름은 〈그림 10〉

【肝·胆 안복법】

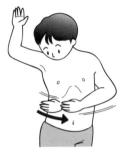

등 뒤에서 배를 향해
쓰다듬는 마사지

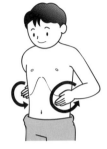

손 바닥으로 옆구리
원을 그리듯 마사지

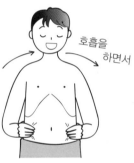

호흡을
하면서

옆구리를 크게 잡고
천천히 문지르고 마사지

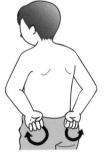

주먹으로 둔부를
원을 그리듯이 마사지

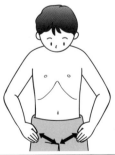

허벅지 서해부를
사선으로 마사지

그림 10 | 간·담 안복법

처럼 오른손으로는 좌측을, 왼손으로는 우측을 등쪽에서 앞쪽으로 손바닥 전체로 문지른다.

다음으로 늑골 부근의 주름은 〈그림 10〉처럼 손바닥으로 원을 그리듯이 문지른다. 또 옆구리의 주름은 〈그림 10〉처럼 집어서 밀듯이 천천히 주물러서 풀어준다.

그리고 둔부에 있는 임신선과 같은 주름은 손끝으로 원을 그리듯이 문지르고, 서혜부(아랫배와 넓적다리 사이의 오목한 부분)의 주름은 네개의 손가락 전체로 위아래로 문지른다. 이때에 손가락을 세우지 않도록 한다.

✿ '심·소장 타입'의 안복법

이 타입의 주된 증상으로는 다음과 같은 것들이 있다. 심장병, 뇌혈관질환, 노이로제, 심장신경증, 우울증, 불면증, 정신병, 신성요독증, 혈뇨, 서혜 헤르니아(탈장), 뇌막염, 구내염, 설사 등.

이 타입의 배꼽안복법으로는 〈그림 11〉처럼 가슴 중앙에 있는 심장의 주위는 손가락 끝으로 원을 그리면서 늑골궁 위의 주름을 문지른다. 다음으로 늑골궁 위의 피부를 가볍게 집은 채로 호흡법을 시행한다. 이것을 늑골 위에서 아래로 조금씩 손가락을 이동시키면서 반복한다.

다음으로 소장의 주변은 대장의 주위와 함께 양쪽 손바닥 전체로 배꼽을 향해서 밀어 모으듯이 문지른다. 이때에 호흡을 제대로

【心・小腸의 안복법】

（심）（소장）

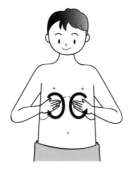

心의 자리

손가락으로 원을 그리면서
갈비뼈 위를 마사지

갈비뼈 위의 피부를
가볍게 집은 채
심호흡을 한다.

이것을 가슴 중심에서
갈비뼈 모양 따라 위치
를 이동시키며 한다.

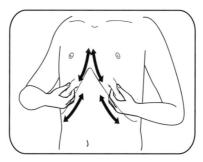

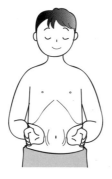

小腸의 자리

양 손 전체를 사용해
배꼽을 향해 모으면서
마사지

그림 11 | 심·소장 안복법

하는 것도 잊어서는 안된다.

　오장 중에서 심장은 소장의 보조가 있기 때문에 원활히 기능한다. 그래서 심장에 문제가 있는 사람의 경우에는 배의 소장에 해당되는 부위에 반응점이 나타나기 쉽다. 마찬가지로 폐와 대장도 관계가 깊어서 대장의 기능이 나빠지면 폐는 제대로 기능을 못한다. 이와 같이 모두가 표리, 음양의 관계에 있다는 것이다.

✿ '비 · 위 타입'의 안복법

　이 타입의 주된 증상은 다음과 같다. 위궤양, 십이지장궤양, 위산과다, 만성급성위염, 만성간염, 과민성대장염, 위하수, 탈항, 자궁하수, 혈변, 혈뇨, 출혈성자반증, 불성출혈, 간경변, 급성담낭염, 담석, 변비, 설사, 구내염 등

　이 타입의 안복법은 비장의 부위는 심장 부위와 마찬가지로 늑골궁 위의 주름을 원을 그리며 만진다. 그리고 늑골 안에 세 손가락을 밀어 넣고 '심 · 소장 타입'의 경우와 마찬가지로 늑골 위에서 아래로 마사지 한다.

　다음으로 위의 부위에 있는 주름은 양손의 밑 끝부분으로 집어 누르듯이 중앙을 향해서 문지른다. 다음으로 그대로 손바닥 밑 끝으로 집어 누르면서 호흡법을 이행한다. 그런 다음 마지막으로 위에서 아래까지 쓰다듬듯이 문지른다(그림 12 참조).

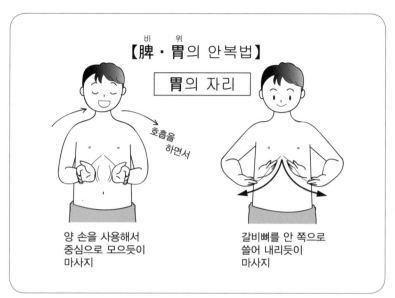

그림 12 | 비 · 비위 안복법

✿ '폐 · 대장 타입'의 안복법

이 타입의 주된 증상은 다음과 같다. 기관지염, 감기, 천식, 폐기
종, 급성폐염, 늑막염, 폐결핵, 기관지 확장증, 혈담, 장염, 장폐색,
복막염, 설사, 변비 등

이 타입의 안복법은 폐의 이상을 나타내는 주름 부위는 옆구리
보다 앞에 있는 늑골궁에 존재하므로, 역시 심이나 비모의 부위와
마찬가지로 늑골궁 위의 주름을 손바닥 전체를 사용해서 원을 그
리듯 문지른다. 다음으로 '심 · 소장 타입'과 마찬가지로 늑골궁의
안쪽에 손가락을 넣도록 하고 호흡법을 써준다.

다음으로 대장의 부위는 '간·담' 타입과 마찬가지로 손바닥 전체를 사용해서 배꼽을 향해서 집어 밀듯이 문지른다. 몇 번 반복하고 나서 그대로 집어서 호흡법을 시행한다.

폐는 들이마신 공기 중의 산소와 몸 속을 한 바퀴 돌아온 혈액 속의 이산화탄소를 교환하고(가스교환) 혈액을 맑게 한다. 이 혈액을 맑게 하는 폐의 작용은 대장과의 연계에 의해서 이루어진다. 그리고 폐가 제대로 기능하지 않는 사람은 대장도 잘 기능하기 않기 때문에 변비나 설사 등의 증상이 나타난다.

✿ '신·방광 타입'의 압복법

이 타입의 주된 증상들은 다음과 같다. 만성신염, 당뇨병, 야뇨증, 기관지천식, 노화, 발육불진, 임포텐츠, 불임증, 네프로제증후군, 부신피질기능저하, 갑상선기능저하 및 항진, 불면증, 고혈압, 방광염, 결석, 요도염, 전립선염 등

이 타입의 배꼽안복법은 신, 방광은 하복부에 있고 증상과 상관없이 단전을 안복해야 된다. 하복부의 주름은 양손의 네 손가락을 써서 아래서 위로 V자를 그리듯 올리며 문지른 다음 치골 위에서 배꼽 바로 아래까지 조심스럽게 문지르면서 들고 올라간다.

다음으로 양손으로 좌신수, 우신상화라고 하는 신 부위의 주름을 꼭 잡아서, 호흡법을 세 번 정도 이행한다(그림 13 참조). 이때 단전에 가볍게 양손을 포개서 시계방향으로 문질러 준다(그림 13

【腎·膀胱의 안복법】

신 방광

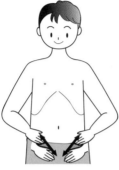

하복부를 아래에서
위로 V자로 그리듯이
올리는 마사지

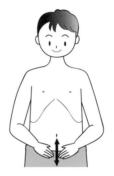

치골 위에서
배꼽 바로 밑 아래까지
위로 올리는 마사지

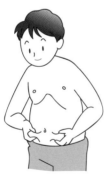

腎의 자리 하복부를
크게 잡는다

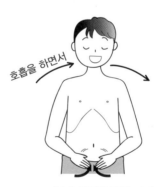

호흡을 하면서

양 손 전체로 腎의 자리
하복부를 가볍게 올리면서
세 번 정도 심호흡을 한다

그림 13 | 신·방광 안복법

참조). 여기서 마지막에 잊어서는 안 되는 것은 단전에 가볍게 양손을 포개서 원을 그리듯이 주무르면서 그대로 양손으로 가볍게 누르면서 호흡법을 실행하는 일이다. 그런 다음 코로 숨을 들이마시고 배에 힘을 주면서 천천히 입에서 숨을 내쉬는 단전호흡법을 두세 번 실행하고 마친다.

이 장에서 예로 든 병명들은 모두 다 각각의 부위에 있다고만 말할 수는 없다. 그러나 관계가 깊은 것만큼은 확실하기 때문에 그런 의미에서 참고로 해주기 바란다.

여기까지 각 증상별, 부위별로 배꼽안복법을 소개했지만, 독자 여러분 중에는 의문을 가지시는 분들도 있을 것이다. 예를 들어 나는 위의 부위에 반응점이 있는데 실제로는 신장이 안 좋다는 분도 있을 것이다. 실은 신장이 아프다고 해서 반드시 신장의 부위에 반응점이 나타나는 것은 아니다. 동양의학에서는 단독으로 기능하는 장기는 없다고 본다. 모든 장기는 다른 장기의 도움을 받아야 비로소 정상적으로 기능하기 때문이다.

바로 전체는 하나를 위해, 하나는 전체를 위해 기능하면서 조화를 유지하고 있는 것이다. 그러니까 반응점이 나타나고 있는 부분을 정확히 안복법으로 다스림으로써 안 좋은 장기뿐만 아니라 몸 전체가 치유되어 가는 것이다. 지금까지의 사항들을 바탕으로 해서 반응점이 나타나고 있는 자리를 안복법으로 마사지 해주면 된다.

'응어리를 두드려서 분산시킨다'에서
'부드럽게 주물러서 녹여낸다'로

앞서 밝힌 바와 같이 배꼽안복법은 미소노무분사이御園夢分齊의 생각을 힌트로 하고 있지만, 배의 주름이나 반응점에 허실의 일그러짐 현상이 나타난다는 생각은 나의 발견이다. 무분사이는 배에 생기는 주름에 대해서는 한마디의 언급도 하지 않았다. 다만 배에 생긴 응어리[邪]에 대해서는 자세하게 논하면서 그것을 두드려서 없앤다는 것이 그의 기본적인 치료법이었다. 그래서 무분사이는 상당히 굵은 침을 써서 나무 망치로 그것을 두드렸던 치료를 했던 것이다.

즉, 굵은 침을 나무망치로 두드려서 그 충격에 의해서 배에 생긴 응어리를 부수고 분산시킨 것이다. 이렇게 설명하면 무언가 난

폭한 치료법으로 생각하겠지만, 이러한 무분사이의 치료법은 침구의 원리에 맞는 효과가 뛰어난 방법이다. 다만 한 가지 문제가 있는데 그것은 고도의 기술을 요한다는 것이다. 무분사이와 같은 명의가 되어서만 비로소 가능한 일이고, 침구사라고 누구나 할 수 있는 방법은 아니다.

그에 비해 나의 배꼽안복법은 본서를 읽기만 하면 누구나 할 수 있는 안복법인 동시에 스스로 혼자 할 수 있는 안복법이기도 하다. 왜 이런 일이 가능해졌는가 하면 첫째는 배의 주름의 발견을 들 수 있다. 그리고 그 주름위에 병의 근본 뿌리가 반응점으로 나타나고 있다는 점을 발견했기 때문이다. 그 '배의 주름과 반응점은 굵은 침을 대고 나무 망치로 두드리는 것보다 부드럽게 주물러주는 것이 더 효과가 있다. 굵은 침을 대고 나무 망치로 두드리면 굳어진 응어리를 분산시키는데 그치지만, 주름과 반응점을 주물러서 풀어주면 응어리가 자연히 녹아나는 것이 아닌가 하는 것'이 나의 생각이었다.

내가 고안한 이 방법은 많은 기술이 필요 없다. '보의 자극' 과 '사의 자극', 즉 플러스의 자극과 마이너스의 자극을 줌으로써 주름과 반응점을 없애고, 허와 실을 교류시킴으로써 사邪가 없어지는 것이다. 그럼으로써 병은 완치되는 것이다.

마이너스 이온과
플러스 이온의 조화가 중요

　현재 우리 치료원에서는 마이너스 이온과 플러스 이온이 동시에 흐르는 HQ-8000 해피헬스를 사용하고 있다. 통상, 마이너스와 플러스는 동시에 흐르게 할 수는 없지만, 우연히 그것을 가능하게 한 의료기기가 있는 것을 알고 사용하고 있다.

　여러분들도 마이너스 이온이 몸에 좋다는 광고는 보았을 것이다. 물론 마이너스 이온은 몸에 좋은 영향을 주지만, 그렇다고 단순히 몸 속에 무조건 많이 투입한다고 좋은 것은 아니다. 마이너스 이온의 주된 작용은 독소 배출의 효과가 있다는 것이다. 몸 속에 쌓인 독소를 밀어내고 배설시키는 작용을 하는 것이다.

　한편 플러스 이온은 몸 속의 기혈이나 노폐물을 끌어당기고 거

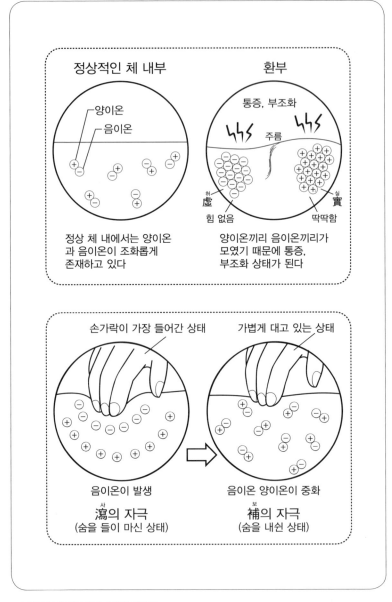

정상적인 체 내부 　 환부

양이온
음이온

통증, 부조화
주름
虛(허) 힘 없음
實(실) 딱딱함

정상 체 내에서는 양이온
과 음이온이 조화롭게
존재하고 있다

양이온끼리 음이온끼리가
모였기 때문에 통증,
부조화 상태가 된다

손가락이 가장 들어간 상태 　 가볍게 대고 있는 상태

음이온이 발생
瀉(사)의 자극
(숨을 들이 마신 상태)

음이온 양이온이 중화
補(보)의 자극
(숨을 내쉰 상태)

그림 14 | 음양의 이온과 배꼽 안복법

두어들이는 작용을 한다. 그러므로 마이너스 이온과 플러스 이온의 두가지 기능이 균형 있게 작용해야 기혈의 흐름이 원활해진다. 그렇기 때문에 우리 몸 속에 마이너스 이온만 과다해지는 것은 좋지 않다는 것을 알아둘 필요가 있다.

우리의 몸에는 생체전류라는 미약한 전류가 흐르고 있다. 이것을 나는 동양의학의 '기'의 흐름과 깊은 관계가 있다고 보고 있다. 그것이 〈그림 14〉의 위쪽 그림에 보듯이 플러스(실)는 플러스끼리, 마이너스(허)는 마이너스끼리라는 식으로 한쪽끼리 모아지면 전류의 흐름과 마찬가지로 기의 흐름도 안 좋아진다는 것이다.

기의 흐름이 나빠지면 통증이 생기거나 노폐물이 쌓이게 된다. 그리고 그에 따라서 혈액 순환도 나빠진다. 또 플러스 이온은 노폐물을 끌어당기는 작용이 있기 때문에 노폐물이 쌓여서 굳어지므로 실이 된다. 한편 마이너스 이온은 밀어내는 작용이 강하기 때문에 노폐물을 제거해서 부드러운 상태를 만들기 쉽고 허가 된다.

결국 이와 같이 플러스 이온과 마이너스 이온에 의해서도 허실의 왜곡현상이 생기기 때문에 피부 표면에 경계선을 만드는 원인이 된다. 그래서 예를 들어 노폐물을 모으는 작용을 하는 플러스 이온에 마이너스 이온을 보급하면 노폐물이 흘러나가게 되어 허실의 왜곡이 제게되어 주름을 지울 수가 있게 되는 것이다. 이론적으로 그렇게 될 뿐만아니라 또한 실제로 해보니 확실히 그렇게 되는 것을 확인할 수 있었다.

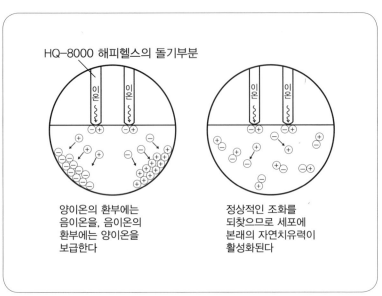

그림 15 │ 음양의 이온을 조화시킨다

일반적으로 마이너스 이온의 효과만이 강조되기 쉽지만, 마이너스 이온에 힘을 주기 위해서는 플러스 이온도 필요한 것이다. 중요한 것은 플러스 이온과 마이너스 이온의 조화이다(그림 15 참조). 플러스 이온과 마이너스 이온의 조화가 이루어지면 피부 표면의 왜곡, 즉 주름의 경계선이 없어지고 기혈의 흐름이 좋아지게 된다. 그러므로 자연치유력이 활성화되어 병은 나아지는 결과가 된다.

'보'와 '사'의 치료를
동시에 이루어낸다

HQ-8000 해피헬스는 일이 바빠서 치료원에 자주 오지 못하는 사람이나 멀리서 오기 때문에 한 달에 몇 번밖에 못 오는 사람, 암 등 무거운 병을 갖고 있어서 내원하기가 힘든 사람들에게 매일 자택에서 사용하기를 권하고 있다. 손으로 누르는 것보다 힘이 필요 없고 간단하면서도 효과가 뛰어나기 때문이다.

이 의료기기는 플러스 이온과 마이너스 이온을 동시에 작용시킬 수 있다. 부드러운 '허'에 대해서는 플러스 이온이 힘을 실어주는 '보'의 작용을, 딱딱한 '실'에 대해서는 마이너스 이온이 독소를 밀어내는 '사'의 작용을 각각 동시에 할 수 있게 한다. 침치료의 세계에서는 '보'와 '사'를 잘 다스릴 줄 아는 사람이 명의라고 하지만,

이 의료기기를 사용한다면 누구나가 명의 급의 치료를 할 수 있다. 그러므로 본서를 잘 읽고 주름이나 반응점에 대해 잘 알아두면 그다지 어려운 일이 아닐 것이다.

2006년도의 일이었는데, 뇌하수체에 종양이 생겨서 시신경을 압박 받고 있다는 30대 초반의 여성이 우리 치료원을 찾은 적이 있다. 외과수술을 해도 좋아진다는 보장은 없고 오히려 장애가 나타날 우려가 있기 때문에 약으로 억제하는 수밖에 없다는 진단이 나와서 1년 정도 약에만 의존해서 지냈다고 한다. 그러나 증상은 계속 악화만 되고 우울증상까지 겹쳐지기 시작했다고 한다.

그런데 이 여성은 아주 총명하고, 연구 열심이었으므로 내가 치료를 하는 동안에 뇌하수체나 암, 침구세계에 대해서도 설명했다. 그러자 그녀는 금방 이해하였고, 자기 스스로도 공부를 많이 했다. HQ-8000 해피헬스가 큰 힘을 발휘했던 것은 이 여성의 경우였다. 우리 치료원에 왔을 때는 내가 침구치료를 하였고 자택에서는 자기 스스로가 배꼽안복법, 배꼽안복체조와 함께 HQ-8000 해피헬스를 열심히 사용해서 치료했다.

이와 같은 치료를 통해서 그녀의 증상은 놀라울 정도로 빠르게 좋아졌다. 치료를 통해 증상의 악화는 멈추었고, 3개월 정도로 개선되는 것을 볼 수 있었다. 6개월 정도로 증상은 거의 없어졌고 그 후에도 점점 증세가 호전되었다. 그리고 1년 후에는 병이 있기 이

전보다도 건강상태가 더욱 좋아졌고, 이제는 장시간 컴퓨터 앞에 앉아서 일해도 괜찮아 졌다고 한다. 계단도 가볍게 뛰어 오를 수 있고, 예전에는 푸석푸석했던 머리카락에 윤기가 돌고, 피부에도 탄력과 윤기가 돌아와 예전보다 훨씬 예뻐졌다.그 후 거의 잊고 살았던 종양을 검사했더니 뇌하수체가 깨끗한 모양으로 돌아와서 수술이 필요없다고 진단을 받았다.

침구치료와 배꼽안복법과 배꼽안복체조, 그리고 HQ-8000 해피 헬스를 사용한 자택에서의 치료로 인한 상승 효과와 눈에 띄는 개선의 결과를 가져오게 된것이다.

4장
배꼽안복법은 동양의학의 결실

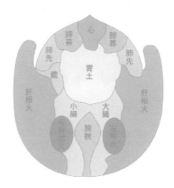

동양의학에서는
배의 중요성을 알고 있었다

　3장까지는 배꼽안복법에 대해서 소개했지만, 여기서는 앞서 밝힌 바와 같이 배꼽안복법의 바탕이 된 미소노무분사이御園夢分齊의 복진에 관해서 조금 더 소개하고자 한다. 배꼽안복법을 보다 깊이 이해하는데 도움이 될 것이기 때문이다.

　서양의학에서는 뇌를 중심으로 인간의 몸의 기능을 해명하려고 하지만, 동양의학에서는 내장을 중심으로 인간의 몸의 기능을 설명하고 있다. 뇌는 인간의 행동을 자신의 의지로 지배하는 수의신경이 중심인데 반해, 내장은 불수의신경인 자립신경을 중심으로 몸의 생리기능을 유지하고 건강을 지키는 역할을 하고 있다. 그렇다는 것은 내장은 뇌마저도 지배한다는 의미이기도 하다. 예를 들어 과식하면 사고기능이 저하된다고 한다. 이것은 과식하면 혈액이 한꺼번에 위장 쪽에 몰리기 때문에 뇌에 충분한 혈액이 공급되지 않아서 일어나는 현상이다. 그러나 과식하면 사고기능이 저하된다는 것은 그것 때문만은 아니다. 동양의학에서는 비장이나 위에는 사고기능을 돕는 작용이 있다고 보고 있다. 과식하면 비장이나 위가 소화하는 일에만 사용되고 사고기능을 돕는 작용에는 소홀해지기 때문에 사고가 저하되는 것이다.

서양의학은 보다 긴급한 상황에 대처하고 눈앞에 나타나는 증상을 억제하고 치료하는데 집중하기 때문에 인체의 부분 하나하나를 보고 수술하거나 약을 처방한다. 그에 반해 동양의학은 보다 근본적인 치료를 위해 면역력이나 자연치유력을 높이는데 중점을 두기 때문에 몸 전체의 각 기관의 상관관계를 중요시한다. 예를 들어 감기가 걸렸을 때, 약을 먹고 하루 밤 푹 잤더니 감기가 나았다고 하면 사람들은 감기약 덕분에 나았다고 생각할지 모른다. 그러나 실제로 감기약은 감기의 증상들을 억제할 뿐, 하루 밤 자는 사이에 몸의 컨디션이 회복되고 저항력이 높아져서 감기 바이러스를 쫓아 낼 수 있었던 것이지, 약 자체가 감기를 근본적으로 치료한 것은 아니다.

증조부와
부모님의 가르침

　내가 특히 배를 소중하게 생각하기 시작한 것은 철이 들 무렵부터이다. 부모님으로부터 '배를 소중히 해라, 배를 차게 하지 마라'라는 말을 자주 들으면서 배는 소중하다는 생각을 갖게 되었다. 그리고 '천둥이 울릴 때 배꼽을 빼앗긴다'는 말을 듣고 자랐기 때문에 천둥이 울리 때마다 얼른 배꼽을 손으로 덮었다.

　나는 요즈음은 보기 드문 4대가 함께 사는 집안에서 자랐다. 배의 소중함을 가르쳐준 것은 부모님이었지만, 동양사상에 친근감을 갖게 된 것은 1912년 태생의 증조부의 영향덕분이라고 생각한다. 증조부께서는 동네에서 소문난 역술가였다. 역술을 전문 직업으로 삼고 계셨던 것은 아니지만, 어쨌든 잘 맞춘다는 소문이 나서 매일 많은 사람들이 증조부를 찾아왔다. 증조부께서는 잃어버린 물건 찾기를 잘 하셨다. '집에서 북북동의 방향으로 몇 분 걸어간 곳에 낡은 우물이 있는데, 그 바로 앞쪽 주변을 찾아보아라' 라는 식으로 분실물이 있는 자리를 알아내셨다. 그런 말을 해서 만약 그 자리에 없기라도 하면 문제가 생길텐데, 증조부의 경우는 거의 백발백중 알아맞혔기 때문에 말썽이 나는 일은 거의 없었다. 물론 알아내지 못하는 경우도 있었는데, 그럴 때는 솔직히 모른다고 잘 라 말하셨다. 하지만 그 경우도 알고 보면 분실 상담 자체가 거짓이거나 의뢰인이 전당포에 맡겨놓고 분실한 것으로 착각한 것이 대부분이었다.

역술이라고 하면 대개 역술가를 떠올려 점술로 생각하기 쉬운데, 실제는 그렇지 않다. 역학은 변화와 조화의 철학이고, 정치사상이고, 우주관이기도 하다. 물론 점도 보지만 그것은 역학의 일부분일 뿐이다.

한방漢方이 역학을 기초로 하고 있다고 하면 많은 사람들이 놀라는데 그것은 사실이다. 한방이라고 하면 대부분 중국의 약을 떠올리겠지만, 그것은 한방약이고 한방은 일본에서 발전시킨 의학 명칭이다.

서양의학이 들어오기 전, 중국의 의학은 중의학中醫學 또는 중국의학中國醫學이라 불리었고, 한방은 그 중국의 전통적인 의학을 일본에서 발전시킨 것이다. 한방이라는 말 자체는 18세기에 네덜란

드에서 전래된 의학을 '란방'이라고 불렀던 것과 구별하여 만들어
진 말이다. 그러다 그 후 일본에 서양의학이 들어오면서 그 서양
의학에 상응하는 동양의학을 '한방'이라 부르게 된 것이다.

나는 이와 같이 증조부님과 함께 생활하면서 어릴 때부터 동양
사상에 관심을 갖게 되었고, 그런 관심은 성장함에 따라 점점 더
커져갔다.

무분사이(夢分齊)와의
만남

　나의 마음속 깊이 뿌리내린 동양사상을 어떻게 하면 살릴수 있을까 생각하다가, 사람의 병을 고치고 건강을 지킬 수 있는 침구의 길을 택하게 되었다. 동경으로 상경해서 침구 전문학교에 입학한 후, 침구의 기술을 연마하고 동양사상을 공부하는 나날을 보내게 되었다. 그러던 어느 날 지금의 나를 있게한 결정적인 인물과의 만남이 있게 되었다. 전문학교의 그룹별 연구 발표회가 있었을 때의 일이었다. 친구가 무분사이夢分齊라는 인물에 대해서 발표했다. 흥미스로운 배의 그림도 나오고 굵은 침과 작은 나무망치를 사용해서 배를 치료했다는 내용의 발표였는데, '옛날 사람은 터무니없는 짓을 한다, 이 치료법은 도구도 특별하고 방법도 현대에

맞지 않는다'는 생각을 했다. 그러나 무분사이가 배를 중점적으로 진찰했다는 부분에 관해서는 비상한 관심을 가지게 되었던 나는, 그때 배포됐던 자료를 소중히 보관하고 있었다.

전문학교를 졸업한 후, 본격적으로 치료가의 길에 들어선 나는 차츰 배의 치료의 중요성을 실감하게 되었다. 그리고 현대 침구鍼灸의 명의의 한 사람인 후지모토 렌푸藤本蓮風 선생을 만나서 사사하게 되었다. 그때 렌푸선생의 저서인 〈변석침도비결집弁釋鍼道秘訣集〉을 통해서 다시 한번 무분사이의 위대함을 인식하게 되었다. 그와 동시에 '내가 추구해왔던 것은 바로 이것이다'라는 확신을 가지게 되었다. 침구 미소노류의 원조인 무분사이의 비전서 〈침도비결집鍼道秘訣集〉과의 만남은 현재 내 침구의의 원점이 된 것뿐만 아니라, 내 자신의 생명을 구하게도 되었다. 이 비전서 없이는 지금의 내가 이렇게 건강할 수도 없었고, 배꼽안복법에 대해서도 말할 수 없었을 것이다. 그래서 미소노무분사이가 어떤 인물이며 〈침도비결집〉에 어떤 내용이 쓰여있는지 언급하지 않을 수 없다. 다만 그러기 전에 먼저 일본의 침구와 안복법의 역사를 간단히 살펴보도록 하겠다.

✿ 침도계의 비전서(鍼道界의 秘傳書)

'침구鍼灸'란 침과 뜸을 뜻하는 말로, 이 말은 이미 〈일본서기日本書紀 : AD720년에 편찬된 일본의 정사책〉에 등장하며, 414년 인교천황允恭天

皇 때 한국으로 부터 전해진 것으로 되어 있다. 동양의학이 일본에 전래된 것은 562년 킴메이천황欽明天皇 때이기 때문에 침구가 동양의학보다 더 먼저 전해진 것이다. 그러다 나라시대奈良時代·710~가 되어서 불교가 왕성해지면서 승려들의 중국유학도 활발해지고, 불교의 교리를 배우는 동시에 의학도 배워서 귀국하는 승려들이 많아졌다. 그러므로 이 시대에는 승려들이 불교에 깊이 귀의함과 동시에 의술을 겸하는 경우도 많았다.

'동대사'와 '국분사'를 건립한 것으로 알려진 성무천황이 병환으로 누웠을 때는 120명이나 되는 승려들이 간병을 했다는 기록이 남아있다.

헤이안시대平安時代·794~가 되어서는 단바야쓰요리丹波康賴가 요약한 〈의심방醫心方(984년)〉이 등장한다. 〈의심방〉은 중국의 수·당 시대의 의서를 많이 인용해서 쓴 의서로 그 후 중국에서는 원본이 없어졌으므로, 일본에서는 물론 중국에서도 귀중한 서적이 되었다.

아즈치모모야마시대安土桃山時代. 1568~가 되어서는 마나세도상曲直瀨道三이라는 사람이 〈침구집요鍼灸集要〉를 저술했다. 천태종의 승려였던 마나세도상은 중국에서 이주학파의 의학의 진수를 이어받아, 몸 전체의 영양상태의 향상과 체력 증진을 기본으로 하는 온보요법溫補療法이라는 치료를 행하였다. 그 업적으로 그는 '의성'이라고까지 불리게 되었던 의사였다. 그는 온보요법과 더불어 침구를 연구하기도 했고, 당시로서는 드물게 87세까지 장수하였다.

에도시대江戶時代 · 1603년~초기에는 이 마나세도상曲直瀨道三의 의학이 주류가 되었지만, 에도시대 중기에 들어서면서 이 의학에 의문을 제시하는 의사들이 나타났다. 그 대표적인 인물이 요시마쓰 토우도吉益東洞이다. 그는 임상지상주의에 철저했던 사람으로 독자적인 치료체계를 개발했다. 그 중에서 복진腹診을 진단의 요점에 두고 '증상이 우선이 아니다. 배를 우선으로 해야 한다' 라고 주장할 정도로 복진의 중요성을 강조했다.

일본에서 안복이나 복진이 급속도로 진보하고 본격적으로 의학으로써 취급되기 시작한 것은 에도시대 중기의 일로, 안복에 있어서는 다께다테이카竹田定加가 주도적으로 선도하고 고또곤잔後藤艮山 등은 복진법을 책으로 엮어서 세상에 내놓았다.

이 복진법이라는 것은 일본의 독특한 의술로 중국에서는 〈난경難經〉에 조금 선보일 뿐 다른 유례는 찾아 볼 수 없다. 일본에서는 예로부터 인체의 모든 핵심이 배에 있다는 것으로 인식되었고, 일상 생활에도 깊이 침투하고 있었다. 그러므로 배의 상태를 통해서 병을 본질적으로, 그리고 전체적으로 파악한다는 생각은 일본인들에게는 친근한 발상이었던 것이다.

이러한 시대적 배경을 바탕으로 미소노무분사이라는 인물이 나타나서 타침법打鍼法이라는 방법으로 배를 치료하는 독특한 치료법을 개발한 것이다. 그의 저서 〈침도비결집〉에는 일본의 독자적인 침의 정신과 그 방법이 씌어져 있어서 오늘날에 이르기까지 침에 관한 비전서의 하나가 되고 있다. 미소노무분사이는 교또·대덕사한송원京都·大德寺閑松院의 선승으로 어머니의 심한 복통을 고치기 위해 다하법인多賀法印에게 사사하고 침을 배위, 그 위에 독자적인 연구를 더해 어머니의 복통을 완치했다고 전해지고 있다.

그 후 무분사이는 사람들의 병고를 구제하는 일을 약사여래의 자비로 받아들이고 많은 사람을 치료했으며, 제자인 미소노이사이御園意齊에게 그 비법을 모두 다 전수했다고 하지만, 자세히 알려져 있지는 않다. 이와 같이 미소노무분사이로부터 시작된 미소노류御園流는 침술계의 일대 주류가 되어서 메이지시대明治時代·1868~까지 적어도 200년은 이어졌다.

✿ 미소노류(御園流)에 눈을 뜨다

미소노무분사이御園夢分齊는 세계 최초로 타침법打鍼法 : 금침과 은침을 나무 망치로 몇 번 두드려서 3mm 내지 4mm 정도 찔러 넣는 방법을 개발했다. 이것은 실은 일본에서 독자적으로 발달한 복진법을 미소노무분사이가 더욱 발전시킨 것이다. 그의 저서 〈침도비결집〉에는 다음과 같이 기록되어 있다.

"손발로 이어진 12경락은 가지枝葉이고, 배(오장육부)가 근본인데 그 중심이 배꼽이다."

이와 같은 미소노무분사이의 타침법에 관해서 나는 대충은 알고 있었지만, 다시 한 번 이 비전서를 읽어보는 계기를 만들어 준

분은 후지모또렌푸藤本蓮風 선생이다. 선생에게는 〈변석침도비결집
弁釋鍼道秘訣集〉이라는 저서가 있어서, 그 책을 읽음으로써 복진과 타
침법이 종합된 미소노류御園流에 눈을 뜨게 되었다고 할 수 있다.

✿ 드디어 '배꼽안복법'이 완성되다

나는 침도계의 거성 미소노무분사이의 〈침도비결집〉에 영향
을 받아 복진과 타침법이 종합된 미소노류御園流에 눈을 뜨게 되었
다고 밝혔지만, 그것을 나의 것으로 만들기 위해서는 장장 15년의
세월을 필요로 했다. 더군다나 그 동안에 생사의 기로에서 방황하
는 경험도 해야만 했다. 내가 치료가가 되어서 계속 생각해왔던
것은 '이 세상에서 병의 고통을 없애기 위해서는 어떻게 해야 하는
가?' 하는 내용이었었다. 그러기 위해서는 명의가 한 두 사람 있다
고 되는 것은 아니다. 모든 사람이 자신의 몸을 완전히 관리할 수
있는 치료가가 되는 것이 이상적이지만 그렇지 못하더라도 한 가
정에 한 사람 정도 우수한 치료사가 있다면, 병으로 고통 받는 사
람은 훨씬 줄어들 것이다. 그러기 위해서는 명의가 되지 않더라도
누구나 쉽게 할 수 있는 치료법을 찾아야만 한다.

무분사이의 타침법과 복진은 정말 훌륭한 치료법이다. 그러나
이 타침법은 상당한 기술을 필요로 한다. 명의가 아니면 못하는
기술이다. 따라서 이것으로는 '누구나 자신의 몸을 쉽게 치료하는
방법'을 만들어내겠다는 나의 목적을 달성할 수는 없었다. 나는 이

타침법을 대신하는 치료법은 없는지 나날이 연구를 계속했다. 그러던 어느 날, 내 자신이 과로와 스트레스로 쓰러졌다. 치료가인 내 자신이 병으로 쓰러진다는 것은 대단히 불명예스러운 일이었지만, 그 덕분에 배의 주름과 반응점에 대한 큰 깨달음을 얻게 되었다. 드디어 무분사이의 타침법을 대신하는 치료법이자 동양의학과 동양사상의 집대성이라고 할 수 있는 '배꼽안복법'이 완성되게 된 것이다. 그래서 지금은 그때의 원인불명, 병명불명의 병에 대해 감사하고 있다.

5장

암 치료에 도전

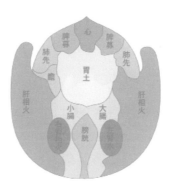

친족들이
암으로 쓰러지다

내가 현재의 배꼽안복법을 시작하기 전부터 늘 생각하고 왔던 것은 '사람은 누구나 항상 열심히 건강을 관리하지 않으면 안 된다는 것'이었다. 나는 나의 장모와 여동생을 암으로 잃었다. 그 고통스러워하는 모습을 직접 목격하면서 이 세상에서 병의 고통이 없어지기를 간절히 소망하지 않을 수 없었다.

나는 병을 고치는 일을 직업으로 삼고 있는 침구사이다. 침구사의 입장에서 볼 때 병은 고치라고 있는 것이다. 서양의학에서는 암을 불치병으로 보고 있지만, 암도 병의 한종류임에는 변함이 없다. 병이라고 한다면 고치지 못할 이유가 없고, 어떻게든 될 것이다.라는 일념으로 아침부터 저녁 늦게까지 치료와 더불어 보내는 나날이었다.

그런데 암 치료에 많은 연구의 시간을 투압하고 그런대로의 성과는 거두었지만, 결국은 내 자신이 과로로인해 병으로 쓰러지고 말았다는 이야기는 이미 기술한 바와 같다.

지금 생각해보면 그때까지의 암 치료법은 기본적으로는 틀리지는 않았지만, 너무 비효율적인 방법이었다고 생각한다. 몸의 허실을 없애는 일은 나름대로는 하고 있었지만, 배의 중요성이나 주름, 반응점이라는 것들은 명확히 모르고 있었다. 그러므로 어느 정도의 효과는 있었지만, 시술자인 내 자신에게 큰 부담으로 작용해서 끝내는 내 자신이 쓰러지고 말았던 것이다.

자신의 몸에 침을 놓고
죽음의 늪에서 헤어나다

    과로와 스트레스로 쓰러져 죽음 직전에 병원에 실려가서, 다소 증상을 완화시킬 수는 있었지만, 원인을 알아내거나 병을 고치지는 못했다. 나는 깊은 고민에 빠지지 않을 수 없었다. '생사의 기로에 선 나에 대한 병원의 치료는 어디까지나 대응요법에 블과하므로, 겨우 생명을 연장시킬 뿐이다. 물론 나는 사선을 넘나들고 있으므로 이 구급의료적인 대응요법도 고맙기는 하지만, 이대로 가면 점차 쇠약해져 결국은 죽게 될 것이다. 비록 좋아진다 하더라도 근본적으로 치료가 되는 것은 아니기 때문에 또다시 악화될 것이다. 좋아지고 나빠지기를 반복하면서 결국은 죽음에 이르게 될 것이다.'라는 생각이 들었다.

그리고 다음과 같은 생각도 마음속에 휘몰아쳤다.

"나는 병을 고치는 침구사이다. 자신의 병도 못 고치는 사람이 어떻게 남의 병을 고친단 말인가? 참으로 부끄러운 일이다."

그래서 나는 내 스스로가 침을 놓고 안복을 하고 손이 가지 않는 곳에는 아내에게 상세하게 설명을 해서 마사지를 시작했다. 그와 같은 일을 반복하면서 어느 순간에 번뜩 생각이 든 것이 배의 주름(경계선)을 찾아서 반응점을 마사지한다는 방법이었다. 이때에 미소노무분사이의 가르침이 큰 도움이 되었다는 것은 이미 4장에서 밝힌 바와 같습니다.

자기 자신이죽음의 경지에 이르게 되어 스스로 병을 고치는 수밖에 없는 상황이 되지 않았더라면, 나의 침구사의 삶은 마치 용그림에서 용의 눈알이 빠진 것과 같은 상태였을 것이다. 그러나 배꼽안복법이 내 자신을 죽음의 늪에서 건져줌으로써, 이제 용의 그림에 눈빛이 들어간 것과 같아졌다. 아니 나의 치료법에 용의 눈이 들어가 생명이 깃들게 됨으로써, 내가 죽음에서 소생할 수 있었고 남의 병도 효과적으로 고칠 수 있게 된 것이다.

죽음의 문 턱 앞에서 돌아오게 된 나는 당연히 이때 얻은 새 생명과 그때 터득한 최고의 치료법을 병을 앓고 있는 만민에게 바치겠다고 다짐했다. 그리고 치료가로서 난병중의 난병인 암을 철저히 박멸시켜 보이겠다고 맹세했다.

임맥(任脈)치료로
암에 대처

    나의 진찰실에는 수많은 암환자들이 내원하고 있다. 암환자는 수도권에서 오는 사람이 대부분이지만 일본 전국에 걸쳐서도 오고, 그 중에는 멀리 한국에서 오는 사람도 있다. 증상이 비교적 가벼운 사람은 드물고 말기 암환자들이 많이 통원하고 있다. 그것은 치료를 받을 때마다 증상이 호전되는 것을 실감할 수 있기 때문이라고 생각한다.

    말기 암환자들을 상대로는 먼저 암의 진행을 멈추게 하고 암 특유의 통증을 없앤다. 암환자들에게 있어서 무엇보다도 괴로운 것은 상상을 초월하는 통증이다. 그 통증만 제거해도 점차 좋아져간다. 그런데 배꼽안복법을 중심으로 한 치료를 하면 암환자들의 그

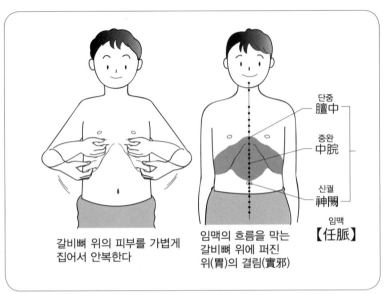

갈비뼈 위의 피부를 가볍게
집어서 안복한다

임맥의 흐름을 막는
갈비뼈 위에 퍼진
위(胃)의 결림(實邪)

그림 16 | 임맥과 배꼽 안복법

견디기 힘든 통증을 상당히 많이 없앨 수 있다. 그리고 그 중에는
종양이 완전히 사라지고 치유되는 환자도 있다.

암에는 뇌종양, 후두암, 설암, 갑상선암, 폐암, 유방암, 위암, 대
장암, 전립선암, 자궁암 등 실로 많은 종류의 암들이 있다. 그런데
내 생각으로는 이런 암들이 임맥任脈 : 회음(會陰)에서 시작하여 몸 앞쪽의 중심
선을 따라 아랫입술 밑의 혈(穴)인 승장(承漿)에 이르는 경락(經絡)에 의해서 모두 연결
되어 있다고 해석하고 있다.

〈그림 16〉을 보면 알 수 있듯이 임맥은 인간의 몸 정면 중앙을
따라 머리에서 음부를 향해서 그 경로가 곧장 지나가고 있다. 이

임맥이야말로 실은 암과 대단히 깊은 관계에 있다. 예를 들어 얼굴 중앙에 생기는 종기는 예로부터 '면정面丁'이라고 해서 악성이 되기 쉽고, 목숨을 빼앗길 우려가 있다고 했다. 그것은 얼굴 중앙이 임맥상에 있는 것과 관계가 있다고 생각할 수 있다. 면정의 범위로서는 코를 기준으로 자신의 손바닥으로 가릴 수 있는 범위에 해당된다.

이 부분에서 반응점으로 나타나는 장기臟器의 질환은 심장질환과 위 질환이다. 그리고 임맥상의 상부에 해당하는 흉선에는 면역에 있어서 아주 중요한 림프 조직들이 많이 있다. 또 임맥의 양쪽에는 동양의학에서 말하는 신의경락腎經이 달리고 있다. 신의경락은 부신피질호르몬 등 면역계에 있어 아주 중요한 역할을 하는 경락이다.

나의 치료 체험을 통해서도 암의 반응점이 반드시 임맥 부근에 나타남을 확인할 수 있었다. 위암, 대장암, 폐암, 설암, 뇌종양 등 대부분의 암은 면역이 집중되는 임맥상에 나타나기 때문에, 이런 암에 대해서는 임맥상의 단중膻中에서 신궐神闕 까지를 〈그림 16 처럼〉 양손의 손가락으로 집어서 밀듯이 마사지한다. 이렇게 하는 것이 암 치료에 놀라운 효과를 나타낸다. 그러나 환부에는 절대로 손을 대지 말아야 한다.

다음으로 3명의 암환자들의 체험사례를 소개하고자 한다.

유방암 수술후의 격심한 통증이 완전히 사라지다

50대 여성, 주부

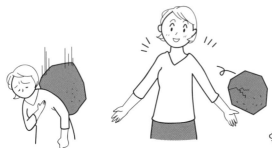

3년 반 전에 유방암 수술을 받았는데, 그 후 수술을 받은 등이 아프기 시작했습니다. 특히 날씨 변화가 있거나 피로가 쌓이면 마치 등에 무거운 통증을 지고 있는 것 같은 상태가 계속되었습니다. 그런 때에 친구로부터 스기야마 선생님의 소문을 듣고 다음날 남편의 오십견 치료도 할 겸 해서 치료원을 찾았습니다.

먼저 잠깐 진찰이 있은 후 40분 정도 치료를 받았습니다. 스기야마 선생님은 아픈 부위에는 한번도 손을 대지 않고 장기의 치료를 해주었는데, 등과 어깨의 통증이 깨끗이 사라지고 가벼워졌습니다. 정말 놀라운 일이었습니다. 저의 경우 간단한 병이 아니기 때문에 앞으로도 온몸의 건강관리를 위해서라도 계속 치료를 받으려고 합니다.

말기 암에서 가사를 돌볼 수 있을 정도로 회복

50대 여성, 농업

스기야마 선생님의 치료를 받은지가 1년 반 정도 되었습니다. 병원에서 말기 암이라는 진단과 함께 더 살 수 있는 기간이 6개월, 길어야 1년이라는 선고를 받았지만, 이미 2년10개월이 지났습니다. 치료를 시작했을 무렵에는 빨래를 널기도 힘겨운 상태였고, 체력과 기력이 바닥이난 상태였습니다. 그런데 최근에는 몸 상태가 좋아져서 친구들한테도 아픈 사람으로 안 보인다는 소리를 자주 듣습니다. 가사일도 암에 걸리기 전과 똑같이 돌볼 수 있게 되었고, 아침에 수확한 야채를 가까운 직매장에 출하하여 판매도 할 수 있는 등 저에게 할 수 있는 일들이 늘어나고 있습니다. 이전에는 암으로 인해 매일 참을 수 없을 정도의 통증에 시달리고 있었지만, 최근에는 통증도 약해지고 통증의 빈도도 줄고 상당히 편해졌습니다. 스기야마 선생님의 치료법을 만난 것을 진심으로 감사하고 있습니다.

수년 전, 왼쪽 가슴에 유방암이 발견돼서 계속 치료를 받아오다가 작년 말, 환부의 출혈이 원인이 돼어 빈혈증에 걸려 건강이 급격히 악화되었습니다. 요통도 생기고 검사해보니 등뼈에 암이 전이된 것이 발견되었습니다.

3개월 전에 유방절제수술을 받았지만 퇴원 후 통증은 등이나 발목까지 퍼졌습니다. 강한 진통제를 먹어도 통증은 가라앉지 않고, 가족들의 힘을 빌려서 지팡이를 짚어야 겨우 화장실에 갈 수 있는 상태였습니다. 통증 때문에 잠도 제대로 못 자고 안색도 나빠지고 몸 전체가 약해진 것을 스스로 느낄 수 있었습니다. 이대로는 큰일 나겠다고 생각하여 통증을 무릅쓰고 스기야마 선생님을 찾았습니다. 그리고 나니 조금씩 통증이 가라앉고, 5번째 다닐 때쯤부터는 눈에 띄게 상태가 좋아졌습니다.

수술전과 비교해서 안색도 좋아졌고 주변사람들도 기뻐하고 있습니다. 이제는 지팡이 없이도 걸을 수 있게 되었고, 진통제도 거의 필요가 없어졌습니다. 선생님께 정말로 감사하고 있습니다. 암과의 싸움은 아직도 이어지고 있지만, 희망을 가지고 적극적으로 치료를 계속하고자 합니다.

6장
자기치유의 길

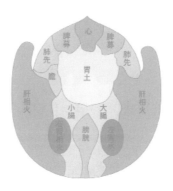

이 장에서 소개하는 환자들은 모두 배를 중심으로 배꼽안복법, 배꼽안복체조, 침술, HQ-8000 해피헬스를 사용해서 치료를 했던 분들이다. 우리 치료원에서는 침을 몇 개밖에 놓지 않는다. 지금까지 수십 개의 침을 놓는 치료를 받아온 사람들은 침의 숫자가 너무 적어서 놀란다. 그것은 이제까지 말했듯이 모든 병의 뿌리는 복부에 나타나기 때문에 그 환자의 증상에 대응하는 반응점만 찾게 되면 그 자리를 자극하는 것만으로도 충분하기 때문이다.

이와 같은 침술과 배꼽안복법을 합친 치료를 하면서 자택에서도 자신의 몸 관리를 할 수 있도록, 스스로 할 수 있는 배꼽안복법과 배꼽안복체조에 대해서 설명하고 각자 실천할 수 있도록 지도하고 있다.

그러면 이제부터는 환자분들의 생생한 체험담을 들어보기로 하자.

2005년 3월에 뇌하수체에 종양이 생긴 것을 발견했습니다. 그 조금 전부터 눈이 잘 보이지 않기 시작했었는데, 아마도 뇌하수체의 종양이 시신경을 압박하고 있었던 모양입니다. 그러나 그 당시 외과에서는 수술을 해도 증상이 좋아진다는 보장은 없으며 다른 장애가 일어날 우려가 있다고 진단했습니다. 그래서 뇌하수체와 함께 기능저하 반응을 나타내고 있던 갑상선을 관리하도록 내분비과로 보내졌습니다. 그런데 거기서는 '이건 치료는 안되고 일생 동안 약을 먹어야 합니다.' 라는 의사의 말을 듣고 저는 '고치지 못한다면 약은 먹든 안먹든 똑같다는 얘기네요' 라고 말했지요.

그래도 주어진 약을 먹으며 부작용을 견디면서 매주 검사를 받으러 다녔지만, 좋아지기는커녕 검사결과는 더욱 나빠지기만 했습니다. 점점 악화되기 때문에 그때마다 약의 양도 늘어나고, 그와 같은 생활을 6개월 정도 계속하다 보니 전신이 너무 무거워지고 괴로워서 우울증세까지 나타나더군요.

이대로 가면 어떻게 될까? 암담한 심경 속에서 더더욱 우울증이 악화되어 갈 때 HQ-8000 해피헬스와 스기야마 선생님의 획기적인 치료법을 만나게 된 겁니다.

처음에는 아무리 많은 사람을 고쳤어도 나 한 사람을 치료하지 못한다면 아무 소용이 없다고 생각했지요. 치료를 시작할 때 스기야마 선생님의 첫 번째 한마디가 "와, 너무 성실하게만 살아왔구면요!" 우울증에 시달리고 있던 저는 솔직히 '너무 실례의 말을 하는 것은 아닌가'하는 생각이 들었습니다. 그 때에 배의 심心 부분에 반응점이 있다고 하시면서 그 자리를 계속 치료 했어요. 한참 지나고 나니까 이번에는 허리가 아파지기 시작했습니다. 선생님께 그 말을 했더니 이번에는 반응점이 등의 간 부분에 있다는 겁니다. 그 자리도 HQ-8000 해피헬스를 사용해서 배꼽안복법으로 계속 치료를 하니까 증상 전체가 점점 완화되는 것을 느꼈어요. 그래서 제 스스로도 배꼽안복법이나 배꼽안복체조를 하면서 동양의학에 대해서도 관심을 갖고 공부하게 되었습니다.

병에 걸리기 전까지는 뇌하수체나 갑상선이 어디 있고 어떻게 기능하고 있는지 전혀 몰랐던 자신을 부끄럽게 생각했기 때문이에요. 그러나 그때부터 경락이나 혈, 내장의 관계를 아는 것이 재미있었고 또 제가 병에 걸린 배경이 10대 전반의 사춘기 때에서 부터는 아닌가라고 생각되는 부분도 있어, 병을 통해서 인생을 다시 생각해보는 기회도 가지게 되었습니다.

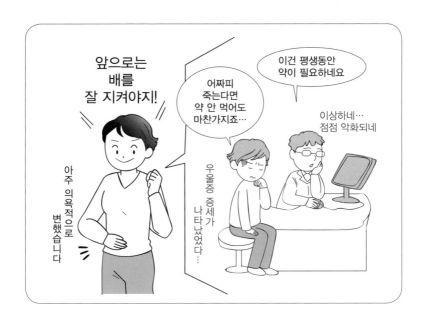

　예전보다 눈은 꽤 뚜렷하게 볼 수 있게 되었고 PC화면을 오랫동안 보고 있어도 피곤하지가 않습니다. 예전에는 계단을 오르면 어깨가 심하게 저려서 두통이 생기고 숨도 차고 어지러웠지만 이제는 가볍게 뛰어 오를 수도 있습니다. 몸 상태가 안좋을 때는 가족과 함께 놀러 다니기도 귀찮았었는데, 이제는 무리 없이 즐길 수 있게 되었습니다. 피부나 머리카락도 탄력이 생기고, 예전에는 어떤 화장품을 써도 윤기가 나지 않아 핸드크림을 사용하고 있었는데, 요즘은 '피부가 고운데 무슨 방법이라도 있나요?'라는 소리도 듣게 됐습니다. 뇌하수체 종양은 수술 못한다고 진단 받았기 때문에 더 커지지 않았는가를 혈액검사로 확인만 했었습니다. 혈액검사가 안정적 수치가 되자 지인의 권유로 다시 뇌하수체 MRI를 찍어 확인했더니 종양은 없다는 결과에 너무 놀라 기뻤습니다. 무엇보다 삶에 대한 의욕이 생기고 최근에는 나와 같은 병에 시달리는 사람이 있으면 이 치료법을 소개해주고 있어요. 그 사람들로부터 개선의 소식을 듣는 것이 너무 기쁜 일입니다.

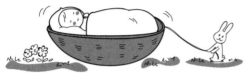

맨 처음에 스기야마 선생님의 치료를 받은 것은 지금으로부터 10년 전의 일이었습니다. 당시 저는 가정내의 문제, 직장에서의 중압감 등으로 상당한 정신적 스트레스를 받고 있었습니다. 거기에다 일이 너무 바쁘고 연일 계속되는 야근으로 육체적으로도 피곤이 겹쳐서, 매일 아침 먹은 걸 토하고 있었습니다. 정말 막다른 길에 몰린 상태에서 피곤이 극심에 달해 있었습니다. 그러다 보니 체력과 기력이 충실해야 할 20대 초반의 아가씨의 모습은 어디에도 찾아볼 수 없었습니다. 그런데 다행히도 스기야마 선생님을 만난 덕분에 일을 그만두거나 휴직을 하지 않고도 회복할 수가 있었습니다.

제가 다시 스기야마 선생님을 찾은 것은 3년 전의 일입니다. 그 전 해에 결혼을 하고 맞벌이를 하고 있었지만, 원래가 몸이 건강한 편은 아니었기 때문에 힘든 직장일과 가사일에 상당한 부담을 느껴 몸 상태는 점점 이상해지기 시작했습니다. 이대로는 임신은커

녕 인생 자체가 파탄이 날 까봐 강한 위기감 느껴 결단을 내려 직장을 그만두었습니다.

그렇게 한두 달만 지나면 건강이 회복되겠지라고 생각하고 있었는데, 몇 개월이 지나도 건강해지기는커녕 오히려 점점 더 악화되기만 했습니다. 그러다 끝내는 조금만 움직여도 피곤하고, 걸어서 3분 거리에 있는 슈퍼에도 가기가 힘들어지면서 가사일도 소홀해졌습니다. '직장도 그만두고 집에 있는데 가사일도 못한다?' 이제 저는 정신적으로도 막다른 길에 몰리게 됐습니다.

그때 저의 모습이란 정말 비참했습니다. 하복부의 통증, 손목, 발목, 무릎까지 심한 통증으로 고통스러웠고, 구토와 미열증세가 동반되는 월경전증후군으로 비지땀이 나서 누워 있어도 심한 생리통에 시달렸습니다. 게다가 꽃가루와 하우스다스트에 의한 알레르기로 초봄부터 초여름에 이르기까지 미열과 기침이 계속 나기도 했습니다. 더구나 여름에는 원래 수분 대사가 안 좋은데다 냉방에 의한 극도의 냉증으로 심하게 지쳐갔습니다. 그것은 약 냉방 차를 탈 때 긴 팔과 긴 바지를 입고 타도 시려서 괴로웠을 정도였습니다. 매년 그와 같은 상태가 반복될 뿐만이 아니라, 가을 바람이 불어서 시원해져도 좋아지지는 않았습니다. 오히려 조금 차가운 바람이 불어도 감기에 걸려 악화되기만 했습니다. 겨울에 들어서도 미열과 마른 기침이 계속되었습니다.

이런 식으로 한해 동안 안 좋은 몸 상태가 계속 이어졌었습니

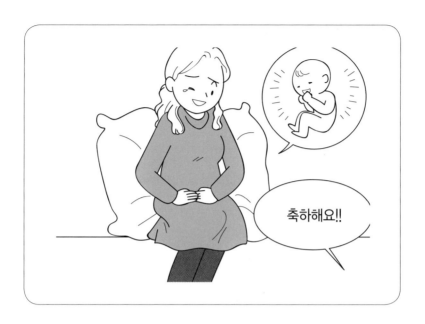

축하해요!!

다. 스기야마 선생님의 '증세가 너무 심하군!' 이라는 말씀에 각오
를 단단히 하고 좋아질 때까지는 다니겠다는 결심을 했습니다. 선
생님은 세심하게 맥이나 혀의 상태를 살피고 먼저 복부에 침을 놓
으셨습니다. 손목과 발목이 심하게 아픈데 어째서 배만 자꾸 보시
는지 이상하게 생각되어, 정말 이 심각한 상태가 개선되는지 불안
한 마음이 가득 했습니다.

그래도 어쨌든 선생님께 맡길 수 밖에 없다고 생각해서 처음에
는 주 2회 간격으로 빠지지 않고 다녔습니다.

치료가 끝나면 몸의 긴장이 풀려 한꺼번에 피곤이 겹쳐서 기듯
이 집으로 돌아오면 죽은 듯 잠에 빠지곤 했습니다. 그런데 그와

같은 일을 반복하는 가운데 그렇게도 힘들었던 증상들이 완화되어가는 것을 느낄 수 있었습니다. 드디어 주 2회를 주 1회로 바꾸자, 여름에는 지치는 일도 없어지고 감기도 자주 걸리지 않고 쉽게 피곤해지는 일도 없어졌습니다. 그러나 류머티즘 체질은 변하지 않아서 이대로 나이가 들면 늙어서 류머티즘으로 고생할 것 같아 철저히 완치하겠다고 마음 먹고 열심히 다니는 중에 드디어 임신이 되었습니다.

저는 처음에는 생리주기가 40일을 넘는 일도 있었고, 아기가 생기기 어렵기 때문에 임신은 생각하지 않기로 했었습니다. 그런데 스기야마 선생님의 치료 덕분에 몸 상태가 좋아져서 약이나 불임치료에 의지하지 않았는데도 자연스럽게 임신이 된 것입니다. 다만 입덧이 심했는데 그것도 스기야마 선생님의 침술로 곧 편안해지고 잘 먹을 수 있게 되었습니다.

앞으로도 임신고혈압증 대책이나 산후의 살이 찌는 문제까지 선생님께 신세를 지려고 생각하고 있습니다. 선생님께 감사 드리는 마음 가득합니다.

시달려왔던 목의 막힘이 사라지다

20대 남성. 회사원

    '스기야마침구치료원'에서의 침술 치료는 난생 처음의 경험이었습니다. 상상했던 것보다 훨씬 효과가 크고 몸의 불쾌감을 없앨 수 있었습니다. 저는 한동안 원인불명의 건강 불량상태가 계속 이어져, 처음에는 그냥 감기 정도로 생각했지만 점점 알 수 없는 불량 상태가 몸 곳곳에 나타나기 시작했고, 피부의 염증이나 복부의 통증이 심해졌습니다. 그 중에서도 특별히 불편했던 증상은 잠을 자고 있는 동안을 제외하고는 항상 콧물 같은 것이 코 안쪽에서 입 안으로 떨어지는 것이었습니다. 그래서 늘 무언가가 목에 걸려 있는 느낌으로 침을 삼키는 것도 귀찮고 아주 불쾌했습니다.

    내과와 피부과, 이비인후과 등을 다녀서 각각 전문적인 검사를 받아봤지만, 원인은 밝혀지지 않았고 병원이나 의사를 바꿔봐도 제가 납득할만한 답을 얻을 수가 없었습니다.

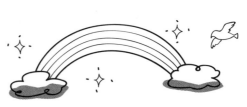

내과에서는 '감기가 심해진 것 아니냐' 하고, 피부과에서는 '원래 체질이 그런가 보다' 하고, 이비인후과에서는 3주간에 걸쳐 최신 정밀 검사를 받고 X-Ray도 찍어봤습니다. 그래도 원인은 밝혀지지 않았고, 의사는 '너무 신경 쓰지 마라. 봄이 되면 낫는다'라고 했습니다.

심한 증상이 있는데도 그 원인을 모른다는 것은 대단히 가혹한 일입니다. 원인을 모르고서는 아무것도 할 수 없습니다. 그래서 저는 스스로 해결하려고 인터넷으로 같은 증상을 찾아보기도 하고, 이것인 것 같다고 생각되는 개선책을 찾을 때마다 시험해봤습니다. 또한 병원의 진찰, 치료, 약값 이외에도 영양보조식품이나 건강식품 등을 구입하느라 많은 돈을 썼습니다.

그럼에도 불구하고 저의 몸은 개선의 징조가 보이지 않았습니다. 목에는 항상 불쾌감이 있고, 복부에는 통증이 있고 가슴도 답답하고 식사를 안 했는데도 늘 트림이 나고, 거기에다 피부도 거칠어지고 그 자리가 가려워서 쉽게 잠들지 못하곤 했습니다. 만약 암과 같은 큰 병이면 어떡하나 하는 불안감에 시달리면서도 종합 검진을 받을만한 경제적 여유도 없고, 고민에 빠져 있을 때에 '스기야마침구치료원'과 만나게 된 것입니다. 이것은 정말 행운이었습니다.

처음으로 선생님을 뵈었을 때, 제가 간단하게 증상을 설명하자 '목에 매실 씨앗이 박힌 느낌이시죠?' 하시는 것이었습니다. 그 말

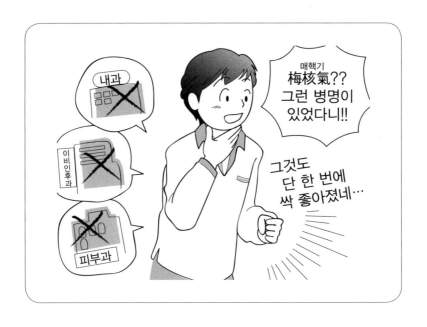

에는 저는 몹시 놀랐습니다. 바로 말 그대로였기 때문입니다. 그렇게도 저를 괴롭히던 원인불명의 '목 막힘 증세'를 딱 맞게 표현하신 것이었습니다. 그리고 그것을 '매핵기'라고 한다는 말씀에 병명이 있으리라고는 상상도 못했던 저로서는 다시 한번 놀라울 뿐이었습니다. 피부에 대해서는 스트레스로 간 기능이 저하된데다 간에서 해독이 안돼서 나쁜 것들이 피부에 나타나는 것이라고 가르쳐주셨습니다. 이렇게 원인을 지적 받음으로써 저의 개운치 않았던 기분의 반은 풀린듯했으며, 그 후의 시술을 통해서 저는 더욱 놀라운 치료 체험을 하게 되었습니다.

먼저 선생님께서는 배를 보셨습니다. 선생님이 '여기가 포인트네요. 만져보세요.'라고 해서 손으로 만져보니 확실히 다른 부위하고는 다른 느낌이 들었습니다. 그 부위에 고작 두 개의 침을 놓았을 뿐인데, 그렇게도 불쾌하고 참기 힘들었던 목의 이상이 사라졌습니다. 저의 몸에 무슨 변화가 왔는지 오랫동안 목에 박혀 있던 매실씨앗 같은 것이 갑자기 사라진 것입니다. 저는 너무나 감격스러웠습니다. 몸 전체가 가벼워지고 정신적으로도 답답하게 막혀 있던 것이 벗겨지는 듯한 느낌이 들어 정말 기분이 좋았습니다.

침을 놓을 때의 아픔도, 침이 들어가 있을 때의 아픔도 전혀 느끼지 못했습니다. 무릎 상태가 좋지 못한 축구선수들이 중요한 시합을 앞두고 늘 침치료로 응급처치를 받는다는 이야기를 TV를 통해서 본적이 있는데, 왜 그러는지 알 수 있을 것 같았습니다. 스기야마 선생님께 받은 그날의 치료에 의해서 저는 그 효력을 실감할 수 있었습니다. 그래서 좋아진 목을 어루만지면서 '이제 내 몸은 고쳐졌구나' 하는 안도감을 얻어, 앞으로의 건강에 대한 희망까지 갖게 되었습니다. 스기야마 선생님, 정말로 감사합니다.

아이의 심한 아토피가 개선되다

30대 여성, 주부

생후 몇 주도 지나지 않은 아이에게 습진이 생겼습니다. 여름이 돼어 일단은 없어졌는데, 피부는 땀도 나지 않고 건조한 상태였습니다. 여러 병원을 다녀봤지만 특별한 치료법은 없다고 하고 바르는 약인 스테로이드만 처방 받아 왔을 뿐이었습니다. 그렇다고 어린 아이에게 스테로이드 약만 계속 바르는 것은 부담이 느껴져서 여러 가지로 알아본 끝에 알레르기 크리닉에 다니기로 했습니다. 그 알레르기 크리닉에서는 식이요법으로 아토피를 고칠 수 있다고 했지만, 아쉽게도 생각했던만큼 효과를 보지는 못했습니다.

그래서 인터넷을 통해 무언가 좋은 정보를 얻으려고 애를 써봤지만 좀처럼 잘 되지 않았습니다. 그런 고생 끝에 마지막으로 해보려고 결심을 한 것이 바로 스기야마 선생님의 배꼽안복법에 의한 치료였습니다. 집에서는 약간 멀기도 했지만 마음을 다져먹고 계속 다니기로 했습니다.

치료를 시작하니까 조금씩 습진과 가려움증이 없어져서 수개월 후에는 꺼칠꺼칠한 피부가 예뻐졌습니다. 여름에는 땀도 나기 시작했습니다. 현재 우리 아이는 만4세가 되었지만 겨울에 아토피가 생기는 일도 없고 잘 지내고 있습니다.

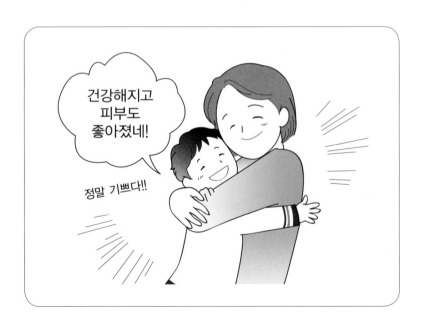

아토피와 손목의 통증이 사라지다

30대 여성, 치과위생사

치과위생사로 일하면서 수년 전부터 손목에 가벼운 통증을 느꼈는데, 어느 날 갑자기 그 통증이 심해졌습니다. 황급히 병원에서 처방해준 진통제와 소염제를 복용하고 일을 계속했습니다. 그러나 2주일이 지나도 좋아지지 않았습니다. 더 이상 약을 먹어서는 안되겠다고 생각하고, 예전에 다니던 스기야마 치료원을 찾았습니다. 수년 만에 다시 만났는데도 스기야마 선생님은 저를 기억하고 있었습니다. 그것뿐만 아니라 아토피나 직장 일에 대해서도 마음을 써주셨기 때문에 마음 놓고 치료를 받을 수 있었습니다.

진맥과 혀의 진찰 후에 배에 침을 놓았습니다. 그것뿐 손목에는 아무런 치료도 안 했는데, 단 두 번 만의 치료로 손목의 통증이 사라졌습니다. 그리고 아토피가 목에 조금 나 있어서 가렵고 빨갛게 부풀어 오르곤 했었는데, 그것도 세 번째 치료 때부터 좋아졌습니다.

식생활 습관이나 집에서도 할 수 있는 마사지법 등을 가르쳐 주
시면서 가족처럼 돌봐주시는 스기야마 선생님께 감사 드리는 마
음 가득합니다.

원인불명의 보행곤란 증상이 개선 되다

80대 할머니

6년 전쯤의 일인데 몸이 떨리고 뒤쪽으로 잡아당겨지는 느낌때 문에 사람들과 함께 걸으면 뒤쳐지고 걸어 다니기가 무척 힘들었습니다. 곧 바로 정형외과에 가서 X-Ray도 찍고 MRI 검사도 받았지만, 특별히 안 좋은 곳은 없다는 진단결과가 나왔습니다.

혈액순환이 좋아지는 약을 6개월 정도 계속 먹었지만 증상에는 변화가 없었습니다. 그런 저에게 의사는 '걷지 못하게 되면 다시 오라'고 말했습니다. 그 한마디에 저는 그 병원을 그만 다니고, 그후 일년 정도는 여러 병원을 전전했습니다. 그러나 증상은 전혀 좋아지지 않았고, 집안을 돌아다니기도 힘겨워져 거의 누워 있는 상태까지 악화되고 말았습니다.

그러던 중에 지인을 통해 스기야마 선생님을 소개받았습니다. 벽을 따라 겨우 걸어 다니는 저를 보고 선생님도 처음에는 어디서 부터 손을 대야 할지 고민하는 눈치였습니다. 너무나 많은 증상들이 나타나고 있었기 때문입니다.

현재 선생님께 치료 받은지 5년째 되었는데, 증상이 꽤 많이 좋아졌습니다. 이제는 지팡이에 의지하는 일도 적어지고 홀로 외출도 가능해졌습니다. 또 치료할 때마다 저의 몸 상태를 상세하게 알기 쉽게 설명해주시기 때문에 자신의 건강에 대한 불안이나 스트레스도 많이 해소되었습니다.

한때는 원인을 알 수 없는 고통 때문에 죽고 싶다는 생각도 들었었지만, 지금은 살아 있는 것에 감사합니다. 이렇게 살려주신 이상 여러 사람들에게 무언가 도움을 주는 여생을 살고 싶다는 소원을 품고 감사의 나날을 보내고 있습니다.

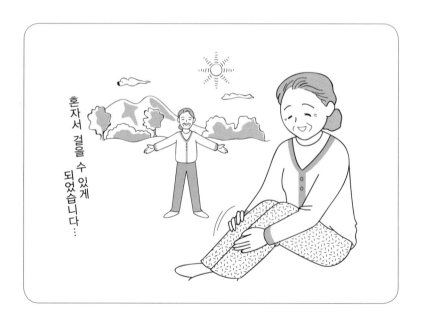

무릎 관절통이 좋아지다

60대 여성, 주부

12~13년 전부터 무릎 관절통에 시달리다가, 스기야마 선생님을 만났을 때는 걷지 못하기 일보직전이었습니다. 선생님께 치료를 받기 시작해서 아직 3개월도 채 지나지 않았지만, 지금은 통증이 거의 사라져서 역 계단을 난간을 안 잡고도 올라갈 수 있게 되었습니다.

선생님의 치료는 배꼽안복법이라고 한다는데, 다리와 허리뿐만 아니라 감기나 배의 상태 등도 살피고 치료해주셨습니다. 또 일상 생활 도중 다리가 저리면 엄지발가락을 안쪽으로 구부리라든가, 무릎이나 장딴지나 눈의 피로를 느낄 때는 양쪽 옆구리를 집어서 주물러 보라든가 하는 등의 조언도 해주셨습니다. 그대로 실천해 보니 정말로 효과가 컸습니다. 환자들을 고쳐주고 싶은 선생님의 진실된 마음이 너무 고맙게 느껴짐과 동시에 선생님을 만난 것을 진심으로 감사하고 있습니다.

스트레스로 인한 여러 증상들이 완화되다

30대 여성, 보육사

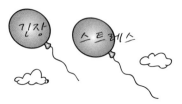

직장에서의 스트레스 때문인지 몸이 휘청거리고 숨이 차고 현기증을 느끼게 되어, 내과에서 진찰을 받았지만 특별한 이상은 없다는 진찰 결과가 나왔습니다. 그러나 증상은 계속되고 어떻게 해야 할지 괴로움을 참는 나날이었습니다. 그렇게 한 달을 지난 때쯤에 가족으로부터 스기야마 선생님을 소개 받았습니다.

첫 번째 치료로 일시적이나마나 숨이 차는 상태에서 해방된 저는 이대로 완치될 수 있겠다는 희망을 가지고 계속 스기야마치료원에 다녔습니다. 물론 마술과 같이 갑자기 확 좋아진 것은 아니지만, 조금씩 현저하게 개선되는 것을 실감할 수 있었습니다.

그리고 1년 반이 지난 지금, 이제는 거의 그런 증상들을 느끼는 일이 없어졌습니다. 치료를 시작한 이후 이성관계 등으로 고민해서 불안정해질 때도 있었지만, 선생님께서는 그와 같은 저의 심리

상태를 민감하게 알아차리고, 일부러 아무 말씀도 안하셔서 그로 인해 얼마나 마음이 편했는지 모릅니다.

구역질, 불면, 식욕부진, 두통이 완쾌되다

60대 여성, 주부

구역질과 불면, 식욕부진, 두통증세가 일주일정도 계속되었습니다. 그 중에서도 두통이 너무 심해 아침에 일어나면 왼쪽 반이 저리는 일이 잦았습니다. 그래서 예전에 도움을 받았던 스기야마 선생님을 찾았습니다.

첫 번째 치료로 심한 두통과 구역질, 불면, 식욕부진이 개선되었습니다. 두 번째 치료로 두통의 원인이기도 한 목이나 어깨의 응어리가 없어지고, 마지막으로는 조금 남아 있던 후두부의 두통도 없어졌습니다. 건강이 나빠져도 스기야마 선생님이 계시기 때문에 안심할 수 있어서 좋습니다.

두 개의 침으로 부정맥을 극복

60대 남성, 퇴직자

2005년 11월쯤, 회사를 퇴직한지 2년이 되는 저는 어떡하면 이 제부터 인생을 즐겁게 살 것인지 생각하면서 여러 계획들을 세우고 있었습니다. 어떻게 살든 무엇보다 건강이 우선이라고 생각한 저는 종합검진을 받았습니다. 그랬더니 심장의 맥이 부정맥임을 알았습니다. 의사는 페이스 메이커를 집어넣으라고 권했지만, 저는 그렇게 하고 싶지 않아서 무언가 다른 치료법이 없는지 알아보고 있었습니다. 그런 때에 친구가 가시와에 훌륭한 침구사가 있으니 속는셈 치고 다녀오라는 것이었습니다. 본인도 자택이 다카나와에 있지만 멀리 가시와까지 통원 치료하고 있다고 했습니다.

그러나 저는 침구치료를 별로 좋게 생각하고 있지 않았으므로 가지 않았습니다. 몸이 수십 개나 되는 침에 찔려 있는 고슴도치 같은 모습이 눈에 선했기 때문입니다. 그러다 12월에 스기야마치료원을 소개받고 치료원을 방문하니 선생님은 부정맥에 대한 내용과 그 치료법에 대해서 자세히 설명해주었습니다. 그 설명을 들

149

고 저는 비로소 납득을 했으며, 침을 2개 밖에 안 쓴다는 것도 너무 마음에 들어 집중적으로 치료를 받기로 했습니다.

한달 후, 검진 결과 맥이 비정상적으로 뛰는 회수가 줄어들고 있다는 것을 알고 일단 안심했습니다.

그 후에도 일주일에 한 번씩 치료를 받고 있는데, 선생님 덕분에 페이스 메이커를 안 넣어도 되어 아주 감사하고 있습니다. 스기야마 선생님과 두 개의 침에 대해 감사합니다.

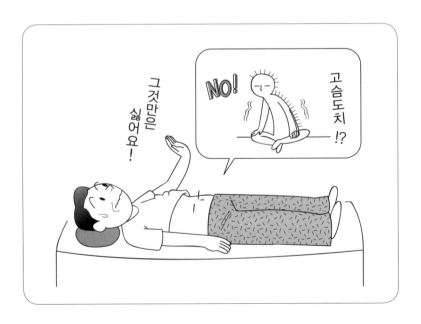

우울증이 개선되고 몸이 가벼워지다

60대 여성, 주부

병원을 다녀도, 약을 먹어도 몸이 좋아지지 않는다는 것이 침구치료를 받는 계기가 됐어요. 지금까지 대낮에 눕는 일은 없었던 저였는데, 여름 되기 전부터 어딘가 모르게 몸이 나른해지고 정신적으로도 자주 우울한 상태에 빠졌어요. 피부도 건조해지고 손발도 차가워지고, 갱년기로 접어 들었나 싶어서 불안한 나날을 보내고 있었습니다.

그러다 스기야마 선생님께 치료를 받는 가운데 늘 불안정하던 위장은 사실은 간장에 원인이 있었다는 것을 알게 되었고, 서양의학에서는 알 수 없는 몸 속의 기의 흐름에 대해서도 배웠습니다. 그리고 배꼽안복법이나 배꼽안복체조에 관해서도 가르침을 받고 스스로 마사지와 체조를 매일 계속했어요. 물론 금방 좋아진 것은 아니었지만, 얽힌 실이 풀리듯 조금씩 좋아지고 몸 상태가 나빠져도 바로 회복이 되는 것을 느낄 수 있었어요.

선생님의 치료는 침을 많이 놓는 것이 아니라, 배를 중심으로 몇 개만 놓기 때문에 부담 없이 치료를 받을 수 있었습니다. 여러 가지 방법을 써봐도 신통한 방법을 찾지 못하는 분들께 배꼽안복 치료를 권하고 싶습니다.

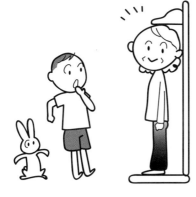

처음에는 둔부의 통증부터 시작해서 드디어 고관절까지 아프기 시작했습니다. 그래도 아직 참을만 했기 때문에 그대로 6개월을 견뎠습니다. 그러고 있는 사이에 의자에 앉거나 일어서는 동작도 아주 괴로워졌습니다. 그뿐만 아니라 부엌일을 하는데도 프라이팬을 한쪽 손으로 들을 수가 없게 되고, 조리를 하는데 10분도 서 있지 못하게 되고 말았습니다. 더군다나 허리를 구부려 바닥을 청소하는 동작은 5분 이상을 하지 못하고, 드디어 모로 눕는 자세로 잠을 자지도 못하게 되었습니다. 어떤 동작에도 통증이 뒤따르고 특히 손 끝으로 하는 섬세한 일은 생각대로 하지 못하게 되었습니다. 그런 식으로 일상의 일도 잘 못하게 되니, 삶의 의욕도 떨어지고 신경도 예민해졌습니다.

그러다 인연이 되어 스기야마 선생님의 치료를 받게 되었는데,

처음에 선생님께서 '꼭 고쳐 드릴게요.'라고 말씀하신 격려와 첫 번째 치료로 통증이 조금 완화되었기 때문에 이대로 선생님을 의지해보자는 마음이 생겼습니다. 당시의 저는 통증도 통증이지만, 등과 다리가 구부러지고 체형이 무너져서 많이 늙은 모습을 하고 있었습니다. 그런데 치료를 하면서 3개월 정도 지나니까 통증도 없어지고 정신적으로도 많이 편해졌습니다. 또 자세도 좋아지고 똑 바로 걸을 수 있게 되었으며, 몸매도 상당히 젊어졌습니다. 키를 재어보니 1.5cm나 늘어나 있었습니다.

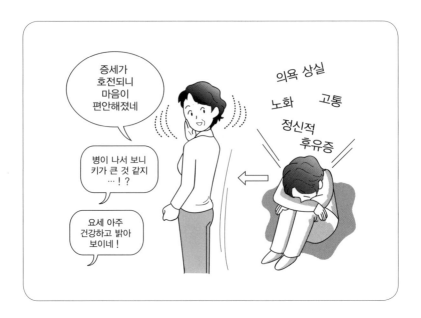

치료를 받게 된 계기는 목, 어깨, 등이 당기는 느낌이 계속 이어졌기 때문입니다. 스기야마 선생님의 치료원에 가기 전에 다른 치료을 다녔는데, 거기서는 상당한 중증이니 방치해 두면 큰일 난다고 하면서 놀랍게도 한번에 100개 가까운 침을 놓았습니다. 머리 꼭대기에서 발끝까지 3시간 가까이 걸려서 놓은 것입니다. 그러나 그와 같은 치료를 수 개월간 계속했지만 호전은 되지 않았습니다.

그 후, 스기야마 선생님의 치료를 받아보고 나서 놀란 것은 침을 아주 적게 놓는다는 사실이었습니다. 정말 필요한 곳에만 놓는 것으로 침의 수는 단 2개뿐이었습니다. 그리고 여러 가지로 세심한 치료를 해주었는데 치료에 걸린 시간은 약 1시간이었습니다.

증상의 개선은 첫 번째 치료 때부터 나타나고, 치료를 할 때마다 점점 좋아지는 것에 놀랐습니다. 선생님의 치료법은 목, 어깨, 등 등의 환부를 직접 보는 것이 아니라, 관계가 없어 보이는 배를 중점적으로 보시는 방법인데, 그 일에도 몹시 놀라움을 금치 못했습니다. 선생님으로부터 모든 병의 근본이 배에 있다는 얘기를 듣고 건강에 대한 새로운 시각도 갖게 되었습니다. 선생님의 치료를 계속 받은 덕분에 이제는 건강상태가 매우 좋아져가는 것을 실감하고 있습니다.

포기하려던 요통이 단번에 가벼워지다

40대 여성, 파트 타이머

출산 이후, 요통에 시달리게 되어 병원에서 주사나 전기치료 등을 받아왔지만, 효과의 정도는 언제나 만족스럽지 못했습니다. 아이가 어느 정도 자랐을 때 시간제 아르바이트로 일하기 시작했는데, 계속 같은 자세로 일해야 하는 직업이고, 직장의 냉방이 너무 강해서 이번에는 좌골신경통에 걸리고 말았습니다. MRI로 검사해보니 요추의 4번째와 5번째 사이가 좁아져 있다는 것이었습니다. 그러다 급기야 진통좌약으로 대처하는 수밖에 없다고 해서 움직이지도 못하고 집에서 가만히 있는 상황이 되었습니다.

다행히 스기야마 선생님과 인연이 닿아서 침술치료와 배꼽안복법에 의한 치료를 받으면서 자연치유력을 높여가다 보니 서서히 요통이 가벼워지고 증상이 사라졌습니다.

덕분에 시달려왔던 꽃가루 알레르기도 좋아지고, 늘 막혀있던 코도 뚫리고 편히 잠을 잘 수 있게 되었습니다. 어느새 스기야마 치료원을 다닌 지 수년이 지났는데, 특별한 증상이 없어도 월 1회는 건강관리 차원에서 치료를 받고 있습니다. 원래부터 저는 약이나 주사에 거부감을 갖고 있었기 때문에 스기야마 선생님을 만난 것이 정말 다행이라고 생각하고 늘 감사하고 있습니다.

원인불명의 가슴통증이 완화되고 스트레스도 없어지다

20대 남성, 회사원

사회인으로 첫발을 내디뎌 회사를 다닌지 1년
이 지날 무렵, 갑자기 가슴 한가운데에 찢는듯한
통증이 느껴졌습니다. 몸을 굽히거나 가슴을 펴
거나 하면 무어라 형용할 수 없는 고통이 뒤따르는 것이었습니다.
당시 저는 체력을 키우려고 체육관을 다니고 있었는데, 혹시 근육
트레이닝을 너무 많이 해서 그런 게 아닌가 해서 체육관 다니는 회
수를 줄여봤습니다. 그러나 통증은 여전히 늘어갈 뿐이었습니다.
과다한 트레이닝에 의한 것이 아니라면 도대체 무엇이 원인인지,
신경외과나 정형외과도 다녀봤지만 별 효과가 없었습니다. 병원
에서 X-Ray 촬영을 권할 때는 혹시 가슴의 뼈에 금이 간 것은 아닌
가, 아니면 심장에 병이 있는 건 아닌가 하는 불안에 떨어야 했습
니다.

그러다 인연이 되어 스기야마 선생님의 치료를 받게 되었습니
다. 예전에 한 번 별도로 예방겸 치료를 받은 적이 있어서, 배에 침

159

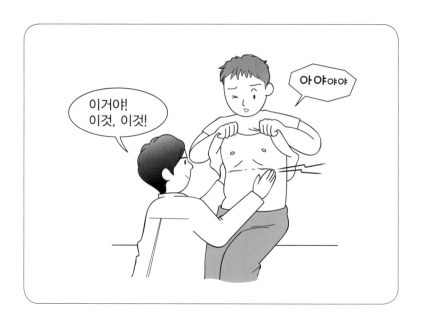

을 놓는 치료법에 흥미를 가지고 있었습니다. 발이나 손, 귀에 전
신의 혈이 집중되어있다는 이야기는 들어봤지만, 오장육부에 직
접적으로 자극을 줌으로써 치료가 되는 배꼽안복법에 대해서는
정말 놀랐습니다.

　선생님께서는 배를 보시더니 횡격막 옆에 주름이 있고, 그 자리
에 통증이 있다는 것을 발견하였습니다. 배의 주름이 치료의 포인
트라고 하셨지만, 정말 그렇다는 것을 다시 한번 실감 하게 되었
습니다. 배의 주름부분을 치료하다 보니 통증이 사라져 갔습니다.
그것뿐만 아니라 그 후에는 지금까지 스트레스를 받던 일에 대해
서 스트레스를 받지 않게 되었던 것입니다.

이 사실은 정말 믿기지 않았습니다. 몸의 통증뿐만이 아니고 정신적 아픔까지 완화되었던 것입니다. 통증에 시달려온 나로서는 한번의 치료로 통증이 사라지기를 기대했으나, 세상에 그런 치료가 있을 리는 없고 저는 지금은 매번 통증이 조금씩 완화되어가는 것에 감사함을 느끼고 있습니다. 동시에 정신적으로도 편안해지는 것을 실감합니다. 그것이 저에게는 가장 큰 즐거움이자 기쁨입니다.

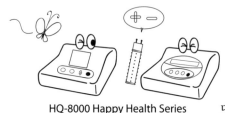

HQ-8000 해피헬스로 오른 쪽 손등의 통증이 사라지다

40대 여성, 회사원

HQ-8000 Happy Health Series

약 일주일 전, 아침에 눈을 뜨면서 오른쪽 손등에 통증을 느꼈습니다. '왜 그러지?' 하면서 출근 준비를 하는데 물건을 잡으려고 할 때마다 엄지 손가락과 집게 손가락, 가운데 손가락 이렇게 세 손가락이 아픈 것입니다. 그래도 병원을 싫어하는 저는 아픈 손가락을 그대로 사용하면서 지냈습니다.

그러다 스기야마 선생님을 만나 HQ-8000 해피헬스를 쓰고 치료를 받게 되었습니다. 손가락이 아프다는 것을 말했더니 선생님은 저의 배를 보시고 저도 몰랐던 주름을 지적하시면서 '여기가 포인트네요. 이 자리에 주름이 생기는 것은 췌장에 문제가 있기 때문입니다.' 하셨어요. 그리고 HQ-8000 해피헬스를 그 주름 위의 위압감과 통증이 느껴지는 자리에 대셨습니다. 신기하게도 몇 분 만에 손가락의 통증이 사라지더군요. 그 후에도 손등이나 손가락의 통증은 나타나지 않았습니다.

놀랍게도 간장 부근의 치료로 두통이 나았다

40대 여성, 판매원

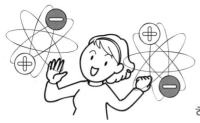 당시 저는 아침부터 두통이 심하고 어깨나 목도 상당한 긴장상태에 있었습니다. 건강은 최악이라고 해도 과언이 아니었습니다. 그런데 스기야마 선생님한테 HQ-8000 해피헬스로 치료를 받았을 때 아주 신기한 체험을 했습니다. 선생님이 어디가 아프냐고 묻기에 저는 머리가 아프다는 것을 이야기했습니다. 그런데 선생님은 통증이 있는 머리가 아닌 배를 치료하기 시작하는 것이었습니다.

처음 4~5분 동안은 HQ-8000 해피헬스에서 오는 전기의 자극도 못 느끼고 별 변화가 없었지만, 10분 정도 지나서 옆구리를 자극 받을 땐 왠지 목의 응어리가 조금씩 풀리는 듯한 느낌을 받을 수 있었습니다. 그리고 그 직후에 두통이 싹 없어졌습니다. 선생님은 이렇게 말씀하셨습니다.

"극도의 스트레스나 긴장으로 신경을 많이 써서 간장 등의 내장에 부담이 가는 체질입니다."

저는 왜 간장 부근을 치료해서 두통이 나았는지 이해할 수 없었지만, 인체에는 말초신경이나 중추신경 등 여러 신경계통이 있어서 모든 장기가 서로 영향을 주고 받는다는 사실만은 실감할 수 있었습니다. 신으로부터 지음 받은 육체의 신비함을 느끼는 순간이기도 했습니다. 저는 마치 마법에 걸린 듯한 치료를 체험했던 것입니다.

단 한번의 배 치료로 오래된 어깨 통증이 사라지다

30대 여성, 회사원

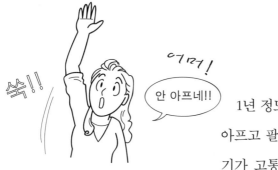

1년 정도 전부터 오른팔이 아프고 팔을 어깨 위로 올리기가 고통스러웠습니다. 정형외과를 다니기도 했지만 좀처럼 나아지지 않았어요.

그러다 스기야마 선생님을 만나 배를 중심으로 15분 정도 치료를 받았어요. 그리고 나서 선생님이 '팔을 올려보세요' 하셔서 움직여보니 통증도 없이 팔이 쉽게 올라가는 거예요. 단 한번의 치료로 이렇게 좋아지다니 정말 신기할 뿐이에요. 너무 기쁘고 놀라움으로 가득했습니다.

HQ-8000 해피헬스로 두 번째 뻐끗한 요통을 극복

60대 여성, 주부

그 해 1월 말, 두 번째로 허리를 삐어 요통을 얻게 된 저는 지난번에 치료한 병원의 물리치료실을 찾아갔습니다. 그런데 이번에는 여러 번을 다녀도 좋아지지 않았습니다.

치료사는 '이상하네…' 하며 고개를 갸웃할 뿐이었습니다. 그러다 '허리가 상당히 약해져 있네요. 이대로 가면 허리가 굽어버려요. 벌써 굽기 시작했어요' 하는 것이었습니다. 그 말을 듣고 저는 충격을 받았습니다. 더군다나 통증은 늘어만 갈 뿐이었습니다. 이대로 계속 치료를 받아도 아프기만 하고 고쳐지지는 않겠다 싶어서 물리치료실을 그만 다녔습니다.

그렇다고 허리 굽은 할머니는 절대로 되고 싶지 않았습니다. 어떻게 해야 하나 고민하다가 언니에게 전화를 해서 상담을 했더니 이걸 한 번 써보라고 하면서 보내준 것이 바로 HQ-8000 해피헬스였습니다. 그래서 그것을 매일 30분씩 몸에 대봤습니다. 그랬더니 어찌된 일입니까? 몇 일 후 그때까지 통증 때문에 하지 못하던 '자

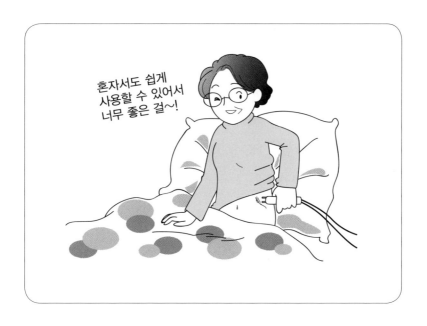

다가 몸 뒤척이기'도 통증 없이 할 수 있게 되었고, 일어날 때 느꼈던 무릎 통증도 덜해졌습니다. 그때까지의 고통을 생각하면 꿈이 아닌가 싶었습니다.

그 외에 아무 치료도 안 했는데, 이제는 무슨 일이든 할 수 있게 회복되었으니, 저에게는 HQ-8000 해피헬스가 바로 구세주입니다. 다만 허리가 약해져 있는 것은 사실인 것 같아서 아직 무겁고 약간의 통증은 있지만, 스기야마 선생님으로부터 올바른 치료법을 지도받았기 때문에 완전히 고칠 수 있다는 희망을 가집니다. 또 저는 몇 년 동안 불면증에 시달려 왔는데, HQ-8000 해피헬스를 쓰고 난 다음부터는 잠을 잘 잘 수 있게 되었고, 아침에도 상쾌하게 일어날 수 있게 되었습니다.

　그 밖에도 여기저기 약한 부분이 많은 저이지만, HQ-8000 해피헬스만 있으면 건강한 몸을 되찾을 수 있다고, 옛날의 건강한 자신의 모습을 상상할 수 있게 될 정도로 자신감을 갖기 시작했습니다. 스기야마 선생님과 HQ-8000 해피헬스에 대해서 감사하는 마음 금할 길이 없습니다.

7장
'쁘띠건경법'으로 더욱 건강한 몸을!

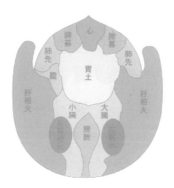

엄지발가락
돌리기

지금까지는 배꼽안복법과 배꼽안복체조에 대해 알아보았다. 이 장에서는 안복법의 효과를 더욱 높일 수 있는 '쁘띠건강법'을 소개하고자 한다. '쁘띠건강법'이란 다른 말로 '간편건강법'을 말한다.

발바닥 마사지는 쉽게 할 수 있는 건강법이지만 중요한 것은 엄지발가락을 좌우로 돌리는 동작이다. 엄지발가락을 자극한다는 것은 경락(기혈이 흐르는 길)의 관점에서 보면 몸 전체를 자극하는 것과 같은 효과를 가져다 준다. 그렇기 때문에 이 방법은 높은 효과를 기대할 수 있다. 아울러 인간은 걷는 것이 기본

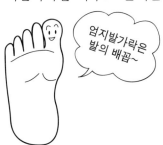

엄지발가락은
발의 배꼽~

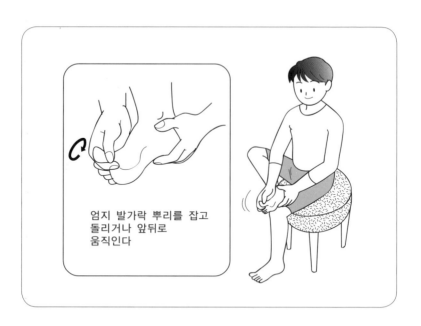

엄지 발가락 뿌리를 잡고
돌리거나 앞뒤로
움직인다

이기 때문에 하루에 30분 정도의 산책을 권한다. 그 때 발꿈치에
서 시작하여 엄지발가락에 체중이 실리게 하는 것이 좋다. 또 안
전한 장소에서 짧은 거리를 뒷걸음으로 걷는 것도 좋다. 뒷걸음은
엄지발가락으로 딛기 때문에 확실하게 엄지발가락이 자극되어 많
은 효과를 얻을 수 있다. 알다시피 사람의 발을 보면 엄지발가락
은 다른 발가락보다 훨씬 굵고 크기 때문에 그것만으로도 엄지발
가락이 우리의 몸을 떠받치고 있다는 것을 알 수 있다. 따라서 건
강을 위해서는 엄지발가락을 자극하는 것이 좋다.

동양의학에서는 엄지발톱의 언저리에 경락의 하나인 간경肝經

과 비경脾經이 통하고 있다고 본다. 또 체중이 실리면 발바닥에 있는 경락의 신경腎經이 자극된다고 보고 있다. 즉, 걷는 동작으로 인해 '후천의 기'인 비장과 '선천의 기'인 신장, 그리고 전신의 윤활유의 역할을 하는 간이 동시에 자극되는 것이다.

엄지발가락은 발에 있는 배꼽이다. 그렇기 때문에 평소에 손으로 구부리거나 뒤로 젖혀서 수시로 자극하는 것이 건강에 좋다.

단전
호흡

배꼽안복법으로 각 부위를 치료할 때, 마지막에는 단전호흡을 할 필요가 있다고 앞서 언급했지만, 단전호흡은 평소에 늘 하는 것이 좋다. 단전호흡은 복식호흡의 하나로써 아주 효과적인 호흡법이다. 복식호흡은 코로 숨을 들이쉬어 배를 팽창시킨 다음 입으로 천천히 내쉬는 호흡법이다. 단전은 배꼽 밑에 있고 '선천의 기'인 신장의 기능을 증대시켜 전신을 활성화시켜 준다.

단전호흡을 할 때는 숨을 들여 마실 때, 단전 부분에 손을 대서 들어올린다는 느낌으로 숨을 마시고 배에 공기가 가득 차게 한다. 그런 다음 중요한 것은 숨을 내쉴 때이다. 입으로 천천히 내쉬면서 배에 조금씩 힘을 준다. 단지 배에 있는 공기를 뱉는 형태가 아니라 아랫배(단전)를 밀어 넣는 느낌으로 하는 것이 좋다. 숨을 다 내쉬면 전신의 힘을 뺀다. 그러면 숨을 내쉬는 것과 동시에 기氣가 내려가는 것을 느낄 수 있을 것이다.

이런 단전호흡을 아침, 낮, 밤에 피로를 느끼지 않는 범위 내에서 한다. 특히 나무가 많은 공원이나 숲길을 걸으면서 단전호흡을 하면 더욱 큰 효과를 거둘 수 있다.

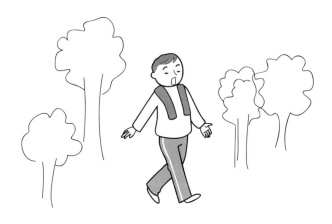

온천
요법

스트레스를 해소하기 위해 환경을 바꾸는 것은 좋은 방법의 하나라고 할 수 있다. 번잡한 곳을 떠나 자연을 접하기만 해도 심신이 위로된다. 그러한 관점에서 내가 권하고 싶은 것은 탕치湯治이다. 근처에 있는 목욕탕에 가도 피로가 풀리지만, 자연 속에 있는 온천에 가서 탕치를 하는 것은 아주 훌륭한 건강관리법이다.

목욕법은 따로 있는 것이 아니라, 욕조에 들어간 순간 저절로 '하아!' 소리가 나오고 힘이 빠져서 긴장이 풀리는 것을 느낄 수 있다면 그것이 최고의 목욕법이다.

아주 뜨거운 물을 좋아하는 사람도 있고, 미지근한 물을 좋아하는 사람도 있지만, 중요한 것은 온천에 들어간 순간 '하아!'하고 전신에서 힘이 빠지는 느낌이 들어야 하는 것이다. 무리를 해서 오랜 시간 들어가 있거나 뜨거운 것을 참아도 몸에는 안 좋다. 특히 몸이 안 좋은 사람은 조심해야 한다. '하아!'하는 감각이 없어지면 욕조에서 나오고, 일단 쉬었다가 다시 들어가서 '하아'하는 감각을 반복해서 맛보는 것이 좋다.

뜨거운 물을 좋아하는 분께는 반신욕을 권한다. 배꼽까지 물에 담그고 상반신에는 손으로 물을 뿌린다. 고온의 경우 누운 자세로 물뿌리개로 배에 물을 뿌리는 방법도 있다.

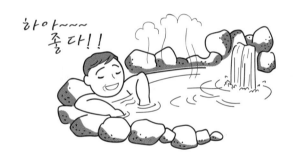

바람직한 식생활

✿ 음양의 균형을 맞춘 식단

동양사람에게 가장 적합한 음식은 무엇일까? 그것은 땅 속에서 자란 뿌리채소류를 중심으로 한, 섬유질이 풍부한 식재료로 만든 음식이다. 땅속에서 자란 채소류는 양성이 강하기 때문에 몸을 따뜻하게 하는 작용을 한다. 그와 반대로 나무의 열매인 과일은 음성이 강하다. 과일이 양성인 태양을 향해서 자라는 것은 그와 같은 이유 때문이다. 음성인 과일은 전반적으로 몸을 차갑게 하는 경향이 있다. 따라서 하루에 많은 양을 섭취하지 않는 것이 좋다.

생 것(생 야채, 우유, 생선회 등)이나 단 것, 그리고 아이스크림이나 맥주 같은 찬 음식도 음성이다. 그런 음식은 몸을 차게 하기 때문에 주의해서 섭취해야 한다. 겨울에는 특히 잘 조절할 필요가 있다.

당신이 만약 아침에는 우유나 샐러드, 빵, 커피, 과일을, 점심 때는 패스트푸드나 인스턴트식품을, 저녁에는 육류에 맥주를 마시는 식생활 습관을 가지고 있다면 그건 병에 걸리기 위한 준비를 하고 있는 것이나 마찬가지이다. 아침, 점심, 저녁을 다 음성이 강해 기氣가 떨어지는 음식만 먹고 있는 것이기 때문이다. 또한 야채도 생선도 고기도 반드시 불에 익혀 먹는 것이 좋다. 그리고 발효음식도 자주 먹어 음양의 균형을 맞추는 것이 좋다.

아울러 제철에 나는 음식, 즉 봄에는 봄에 나는 것, 여름에는 여름에 나는 것, 가을에는 가을에 나는 것을 먹는 것이 기氣를 풍부하게 하는 방법이다. 우리의 삶은 자연에 의해 보살펴지고 있다는 것을 잊지 않는 것이 훌륭한 건강관리법이다.

✿ 기를 돋워주는 식단

텔레비전에서 좋은 음식, 사프리멘트를 소개할 때가 많지만 지금 이 시대의 가장 큰 문제는 과식이다. 더욱 심각한 것은 현대인은 과식을 하면서도 영양부족 상태인 케이스가 많다는 것이다. 그것은 영양을 골고루 섭취하지 못하고 있다는 뜻이다.

사프리멘트가 유행하는 배경에는 그러한 이유가 있다. 영양은 음식에서 섭취하는 것이 가장 바람직하고, 사프리멘트는 어디까지나 음식에서 섭취할 수 없을 때 보조적인 먹는 것으로 삼아야 한

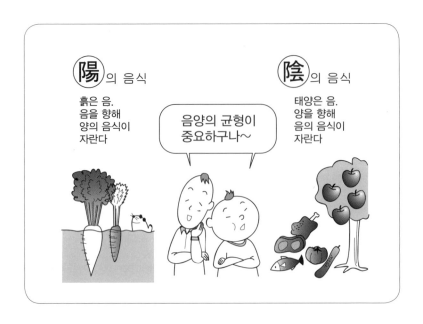

다. 과학은 눈부시게 발달하고 있지만, 아직도 인체에 대해서나 음식에 대해서 해명하지 못한 내용들이 많다. 자연의 음식을 섭취하지 않고 필요한 영양소와 칼로리를 전부 사프리멘트에서 섭취한다고 해도 인간은 병에 걸리게 된다. 왜냐하면 사프리멘트는 자연의 생명력인 기氣가 상실되어 있기 때문이다.

그 다음에 중요한 것은 위장을 휴식시키는 것이다. 1년 365일 혹사하면 위장도 힘이 든다. 위장에 휴식을 주어야 하는데 특히 조심해야 하는 것은 저녁 식사이다. 저녁 식사를 하고 난 후에는 밖에 나가 일하는 것이 아니라, 얼마 후에 잠을 자게 된다.

그렇기 때문에 많이 먹을 필요가 없고, 또 칼로리도 많이 섭취할 필요가 없다. 저녁은 간단하게 먹고 경우에 따라서는 안 먹어도 된다. 그렇게 함으로써 스트레스가 쌓인 위장에 휴식을 줄 수 있어야 한다.

예를 들어 우리 집의 저녁 식단을 소개하면 된장찌개, 김, 근채류, 생선구이, 두부 등 간단한 반찬이 많다. 친구가 이 반찬을 보고 아침식사 같다고 했는데, 이것이 몸에 좋은 식단이다. 그리고 밤늦게 식사를 해서는 안 된다. 밤은 몸이 쉬어야 하는 시간인데 그 시간에 위장이 활발하게 움직이게 되면 피로가 풀리지 않는다. 적어도 취침 3~4시간 전에 식사를 마치는 것이 바람직하다.

내가 과로와 스트레스로 쓰러진 것은 5년 전의 일인데, 그 때는 아침 9시부터 밤 11시까지 쉬지도 않고 계속 치료에 전념하고 있었다. 그래서 매일 밤11시가 넘어서 저녁 식사를 했다. 내가 쓰러진 주 원인은 과로와 스트레스였지만, 잠자기 직전의 식사도 적잖이 영향을 미쳤다고 본다. 과로와 스트레스가 쌓인 사람들은 대부분이 라이프스타일이 안 좋고 불규칙하기 때문에 몸이 고달파한다. 이렇듯 잠자기 직전의 과식은 정말 안 좋은 식생활 습관임을 명심해야 한다.

누구든 하루 일이 끝나고 긴장이 풀리면 식욕이 돋게 마련인데, 이럴 때 빨리 먹어서는 안 된다. 한 입에 스무 번 내지 서른 번은 씹어서 천천히 즐거운 마음으로 먹어야 한다. 물을 마실 때도 마찬가지이다. 한 번에 다량으로 마시는 것은 별로 좋지 않다.

영양 드링크나 사프리멘트를 기본적으로 섭취할 필요는 없다. 그것들에는 기氣가 존재하지 않기 때문이다. 인간은 원래 음식이나 햇빛, 물, 공기 등 자연이 가지고 있는 기운을 흡수하면서 사는 존재이다. 영양 드링크나 사프리멘트가 성분상 영양이 많다고 해도 그것들은 생명력이 없는 죽은 음식일 뿐이다. 자연계의 생명력이 풍부한 야채나 생선, 고기 등을 골고루 섭취하는 것이 제일 좋다.

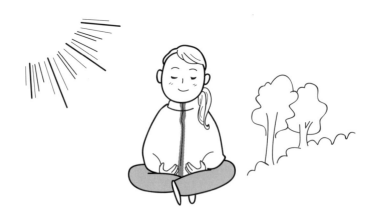

미병(未病) 단계에서의
생활개선

미병未病이란 병이 몸 속에 숨어 있는데 아직 겉으로 나오지 않은 상태를 말한다. 이것은 동양의학의 사고방식으로, 서양의학에서는 유전자의 비밀이 밝혀짐에 따라 이것을 유전적, 가계적인 것과 연관시켜 원인을 밝히려 하고 있다. 그것은 아직 증상이 나타나지 않는 상태에서 대처하는 동양의학의 사고방식이 옳음을 뒷받침하고 있는 것이다.

인간의 감정도 병의 발생과 밀접한 관계가 있다. 어떤 감정이 너무 강하거나 계속되면 병을 일으킬 수 있다. 분노, 미움, 걱정, 슬픔, 시기, 질투, 음란한 생각, 과잉 집착 등이 때로는 육체를 지배해서 몸에 병을 가져온다. 실은 그러한 감정에는 유전적, 가계적인 영향이 크다. 그러므로 자신의 감정 체계를 객관적으로 돌아보아 잘 컨트롤 하는 생활습관과 함께 안복법도 시작해 보라. 반드시 몸과 마음에 안정이 되돌아 올 것이다.

몸에 숨어 있는 병이 겉으로 나오는 계기는 대부분 스트레스가 많이 축적되었을 때이다. 병에 걸리기 전의 신호는 어깨의 뻐근함, 요통, 두통 등이다. 그것이 만성적인 통증이면 특히 주의할 필요가 있다. 예를 들어 뇌의 혈관 장애인 뇌일혈은 발병 전에 심한 두통, 손발의 저림, 목이나 어깨 주위의 뻐근함 등이 나타난다.

동양의학에서는 한 마디로 두통이라고 해도 여러 종류가 있다. 측두부가 아프면 간장이나 담낭에 문제가 있는 것이고, 전두부가 아프면 위장 등의 소화기 계통에 문제가 있는 것이고, 후두부가 아프면 간장이나 방광 계통에 문제가 있는 것이다.

또 통증의 정도에 따라서도 달라진다. 예를 들어 머리 전체를 덮는 무거운 통증은 소화기에 문제가 있는 것이고, 찌르는 듯한 통증은 어혈이 막혀서 일어나는 것이다.

그리고 어떤 경우든 병이 본격적으로 나타나기 전에는 자주 통증이 일어난다. 서양의학에서도 환부와 떨어진 부분이 자주 아파지는 것을 '관련통'이라고 하는데, 그것은 내장의 이상이 통증이라는 증상으로 나타나는 것이다. 이러한 통증은 병의 신호일 때가 많고, 그 증상이 나타났을 때는 이미 병이 시작되고 있다고 생각해야 한다.

암세포는 건강한 사람에게도 늘 잠재되어 있고, 많은 사람들이 매일 여러 가지 바이러스와 접촉하고 있지만 그렇다고 꼭 암이나 병에 걸리는 것은 아니다. 암세포의 발생이나 바이러스감염은 병의 원인의 하나이기는 하지만 전부는 아니고, 주로 감정의 균형이 깨지거나 스트레스가 쌓임으로써 발병한다고 생각하면 된다. 마음과 몸은 그만큼 밀접한 관계가 있는 것이다. 그러므로 몸이 불안정해지면 자연치유력 및 면역기능이 저하되어 암세포나 바이러스를 격퇴하지 못하게 됨으로써 결국에는 암이나 병에 걸리는 것이다.

그러면 어떻게 하면 마음과 몸의 균형을 유지할 수 있을까? 그것은 감사와 배려의 마음을 가지는 것이다. 그러한 마음은 감정의 균형을 조절하고 스트레스를 줄여준다. 그렇게 되면 몸의 균형도 잘 유지되어 암세포나 바이러스를 이기고 발병을 막을 수 있다.

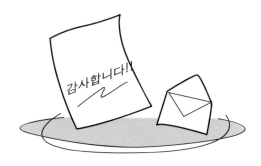

일찍 자고
일찍 일어나는 습관

우리의 몸 속에서 혈액이 생성되는 것은 밤 10시에서 밤 2시 사이라고 한다. 우리의 몸은 밤이 되면 쉼을 통해 에너지를 모으기 시작한다. 그러다 아침이 되면 활동을 시작하고 모은 에너지를 쓴다. 인간의 몸은 그렇게 체내 시계를 가지고 있다. 그럼에도 불구하고 자야 되는 시간에 수면을 취하지 않으면 몸은 '아웃 오브 컨트롤' 상태가 되어 리듬이 무너지게 된다. 교감신경과 부교감신경의 균형도 깨지고 몸에 이상이 생기기 시작한다. 이것이 몸이 요구하는 시간에 충분한 수면을 취하고, 에너지가 왕성한 아침에 활동해야 하는 이유이다.

당신이 만약 지금 야간형 생활을 보내고 있다면, 아침형 생활로 바꾸기 바란다. 옛날 건강 속담에도 '해가 뜨면 일어나고, 해가 지면 자라'라는 말이 있다. 물론 오늘날의 도시 생활에서 그것은 좀 어려운 일이겠지만, 일찍 일어나고 일찍 자는 것을 습관화하면 건강에 아주 좋다는 것은 잊지 말기 바란다. 그리고 가능하다면 낮잠도 잠깐씩 자는 것도 건강에 좋다. 식사 후 30분 정도 쉬면 몸이 되살아나기 때문이다.

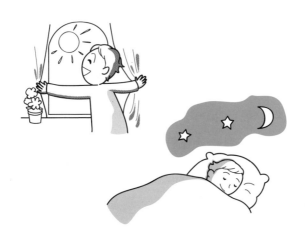

자연과 우주의 축소판, 배와 배꼽

배와 배꼽에 생기는 근육경직이나 주름을 단순한 비만이나 노화현상으로 간과해서는 안됩니다. 그것은 작게는 부부 사이, 크게는 민족과 민족, 국가와 국가 간에 생기는 문제가 함축적으로 영향을 미쳐 일어나는 현상이기 때문입니다. 특히 부부 사이에 갈등이 생기면 가정 파탄으로 갈 수도 있고, 부모와 자식 사이에 경계선이 그어지면 자녀들이 부모의 사랑을 느끼지 못하게 되어 생활의 리듬이 깨어짐은 물론 건강까지 나빠지게 됩니다.

다시말해 배꼽과 배는 개인의 사생활과 인간이 살아가는 자연환경, 더 나아가 우주의 섭리까지 아우르는 축소판인 것입니다. 따라서 배와 배꼽을 튼튼하게 잘 관리하는 일은 개인의 건강과 대인관계에서의 원활한 커뮤니케이션, 그리고 세계의 평화에 공헌하는 일이 됩니다.

부디 본서에서 소개한 〈배꼽 안복법〉과 〈안복 체조〉를 통하여 복된 가정과 희망에 찬 삶을 영위하시기를 바랍니다.

2010. 9월

저자 스기야마 타이끼 드림